私が学んできた 認知症ケアは 間違っていました…

パーソン・センタード・ケアの本質を知る

水野　裕

（まつかげシニアホスピタル・認知症疾患医療センター）

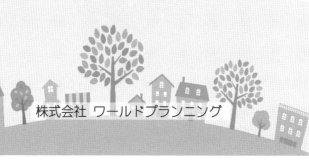

株式会社 ワールドプランニング

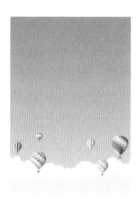

はじめに

　多くの医師が，自ら語ったり，先輩などに聞かされたりする言葉に「患者さんから学んだ」というものがあります．大抵は，自らの未熟さ，失敗などにまつわるエピソードに関連して語られる言葉です．教科書や論文などで勉強してきたことが，実際の患者さんには通用しなかったとか，思いもよらない，患者さんの変化（大概は悪くさせてしまった）によって，自らの未熟さに気づかされ，さらに勉強を積み重ねるようになった，など大抵は，苦い失敗体験についてのものです．ですから，堂々と人前で，話すことではなく，お酒の入った席で「俺は，若いときこんなへまをした．だから，お前たちは気をつけろよ」と後輩に，諭すような場面で多く聞かれるような話題です．

　普通，医師が一般向けの本を著すときは，いかに自分が，優秀かを示すために，成功事例の数々や，ていねいな診療の仕方など，自分のよい面をアピールするのが，一般的です．当然のことで，わざわざ自分の失敗を積極的にアピールすることはありません．しかし，失敗やミスがない人はいませんし，自分が気づいていないミスもあるかもしれません．また，うまくいった，というのは，結構くせ者で，病状が改善したからといって，それが直接，自分の治療がよかったからとは必ずしも，言い切れません．外科手術などでは，執刀医の影響が大きいと思いますが，その場合でさえ，

ブラックジャックのような１人の優秀な医師がいれば成り立つわけではなく，手術の成功の陰には，表には出ていない多くのスタッフのサポートがあるはずです．私たちが身を置いている認知症ケアの世界では，さらに複雑です．医師がある種の認知症の薬を出した後に，幻覚が減ったり，長谷川式スケールの点が上昇するなど，認知機能が改善したりすると，その医師は，自分の治療がよかったからだと自信を深めるでしょう．しかし，実際には，同居家族が部屋の内装を変えたり，低下していた視力を補うようにメガネを調整したりしたために，幻覚が減ったかもしれませんし，適切な運動や会話などの交流がよい影響を与えて，認知機能が改善したという可能性もあります．逆に，失敗の場合は，成功した場合よりもかなり高い確率で直接関与した行為の影響から起きるのではないでしょうか．失敗とはいわないと思いますが，お薬の副作用などは，ほとんど処方をした医師が引き起こしたものですし，典型的な例としては，その人がいってほしくないことをついいってしまって，怒らせてしまった，などがあります．

　「勝ちに不思議の勝ちあり，負けに不思議の負けなし」という言葉を，プロ野球で活躍した野村克也監督の書籍で読んだことがあります．これは，なにも工夫をしなくても，調子に乗って勝ってしまうことがあるが，負けたときは，偶然ということはなく，必ず，その原因があるという趣旨の言葉です．実は，この言葉は，江戸時代の武人の言葉らしいのですが，診療や認知症のケア現場でもこれに近いことを感じるのです．うまくいったからといって，医師の投薬や指示が適切だったためとは限りません．それ以外にさまざまな支援の影響を受けており，そのすべてを医師がつかんでいるとは限らないので，勝手に，「自分がうまく治療した」と思い込んでいる可能性があります．多少経験を積んだ医師が陥り勝

ちなうぬぼれです．逆に，失敗体験は，ほとんど自らの対応が引き起こしたものです．

　あえて，自分の失敗を本にしようと思ったのは，私自身が，「しまった！」という体験から自らを振り返り，過ちの原因を考え，軌道修正してきたからです．それによって，実践のなかで，パーソン・センタード・ケアとその意義を学んできた私としては，耳あたりのよい話や，うまくいった例よりも，パーソン・センタード・ケアを学ばないとこんな失敗が起きる，という切り口のほうが，より実践的で，現場の皆さんにわかりやすいのではないかと思ったからです．

　パーソン・センタード・ケアという言葉をご存じない人もいるでしょうが，この本では，あえて詳細な解説はしません．私の失敗談を読み進めていただければ，自ずとご理解いただけるものと思っています．

　なお，これから私がお話しする失敗は，私が苦しんだ失敗というよりは，苦しむ必要のない相手を苦しませてしまった失敗ですから，その人たちを，Ａさん，Ｂさんと記号で表したり，T.K さんなどのように略語でよんだりするのも，失礼だと思います．そこで，すべての人を仮名ですが佐藤三郎さんというように，実名のようにひとりの人としてお名前で紹介していきます．これはパーソン・センタード・ケアの基本的な考えの一部で，どのような人も名前のあるひとりの人であり，学術論文や学会発表のように，匿名ではよばず，それぞれの人生があることを示すために，仮名であっても，人物名でよぶ，という理念を反映しているものです．

　2020 年 9 月

　　　　　　　　　　　　　　　　　　　　　　　水野　　裕

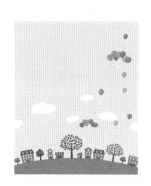

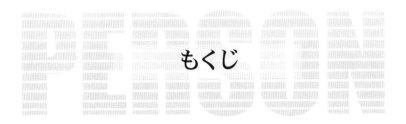

もくじ

私が学んできた認知症ケアは間違っていました・・・

第1章
「脳」から「人」へ

1．医学の基本は解剖学

　私は，高校入学時のちょっとした出来事から，「物を忘れたり，覚えたりすること」を一生の勉強としていきたいと強く思うようになり，またこれらは人間の活動ということから，医学部に進むことを決心しました．脳神経の働きを専門とする神経内科も選択肢にありましたが，精神科を選んだのは，漠然と脳だけではなく，心も関係すると思ったからかもしれません．

　精神科の扱う病気は，精神分裂病（現：統合失調症）やうつ病を診る医師が圧倒的に多いのですが，発達障害などの子どもや，老年期の病状を扱う医師も少ないながらもいました．高齢者に対しては現在と同様，当時も痴呆（現在の認知症）が主な対象でしたが，治療薬のない時代ですから，治療対象というよりは，研究対象という見方だったかもしれません．そして，医学の基本は，解剖学ですから脳の解剖を勉強し，アルツハイマー病や当時ピック病とよばれ，現在は前頭側頭型認知症と称される患者さんの様子を診て，死亡後に脳を解剖し，臨床所見と障害部位との関連を精査するといった，臨床神経病理学という学問を最初に学びました．レビー小体型認知症で有名な小坂憲司先生は，その草分けですが，まだ，レビー小体型認知症は，世界的に受け入れられてい

ないころでした．先輩医師に薦められるまま，症例検討会に出席すると，指導医の先生が，「脳の〇核に変性があるから，怒りっぽくなるんだ」とか，「意欲低下は，前頭葉の△の部分の影響だ」などと説明しますから，段々そのような目で見るようになってきました．要するに，怒ったり，泣いたりする患者を診て「どこの部位の障害だろう」と考え，それを調べるにはどのような検査があるだろうか，などという思考をするのです．それを解剖の結果などを示しながら，症状と結びつけて説明できる医師が，優秀な医師でした．

　しかし現実は，研究や学会発表とは違いますから，臨床の場で実際の患者さんを看護しているスタッフから「夜間徘徊（夜に歩き回ること）や，収集（ものを集めること）があって困ります．どのように対応すればよいですか？」という質問があれば，「場所がわからなくなったり，目の前にあるものを認識できなくなったりするとそうなるんだ．進行のせいだから，どうしようもない」と，時に専門用語をわざと入れて難しい説明をして，まともな話し合いはしてこなかった気がします．

　いまになって思えば，脳の機能を勉強すれば，痴呆（認知症）のことがわかるようになる，と信じていたために，その人がどんな風に歩き，どんなものを集めようとしていたか，などをスタッフと一緒に，細かくみたり，一緒に歩いてみたり，という発想はまったくありませんでした．このような脳の病理変化を研究することが，痴呆（認知症）の研究だとする流れが圧倒的だった時代に，彼らの人の部分に着目してケアに生かそうとしていた医師がいたことも後に知りました．きのこエスポワール病院の佐々木健先生や，出雲エスポワールクリニックの高橋幸男先生，別府の故雨宮克彦先生たちです．

　そんな「脳と症状」という関連でしか考えず，「困った問題」は抗精神病薬で抑えるという方法しか教えられなかった私でしたが，本当に「脳」だけの問題で起きているのだろうか，と思うような出来事を，ごくわずかですが，経験していました．それが，後にパーソン・センタード・ケアを学びだしたとき，素直に受け容れることができた理由の 1 つだったと思います．もし，脳解剖や脳の部位ごとの機能をまったく勉強することなく，痴呆（現認知症）の人たちと接していたら，私の振る舞いも変わっていたかもしれません．しかし，あくまでも，彼らの行動や言動は，どこかの脳の働きに問題が起きて，生じているというような刷り込みを最初に受けてしまったのです．これはかなり強固な基盤を私に植え込んだようで，その基盤が変わるのには，長い時間がかかりました．

2．「石山静雄さん」から学んだこと

　まだ，レビー小体型認知症が医師の間でも知られていない平成の初めのころの話しです．総合病院の神経内科から，「パーキンソン病で通院中だが，最近困った行動があるので，入院をさせてほしい」という依頼があり，私が担当しました．50 代後半の石山静男さんという男性でした．何か記憶障害のあり方が，よくみるアルツハイマー病のものとは違う，と思って，関心をもってみていました．当時はなにか困ったことをする人は，精神科の病院の保護室とよばれる独房のようなところに入れられるのが普通でした．別に他の精神分裂病（現統合失調症）患者のように暴れるわけでもないので，私はなにか気の毒に思い，私がついて病院の周辺を歩いていれば，彼はそこから出ることができるので，毎日の

ように 30 分程度散歩に出ていました．パーキンソン病の症状の
ために，やや前かがみで，つんのめるような歩き方でしたが，私
が行くとうれしそうにしていました．そうして一緒にいる時間の
間に，いろいろのことに気づいたのでした．ある日，デイケアの
陶芸教室の近くに腰をかけ，2 人で雑談をしているとき，急に「麻
原ってやつはひどいやつだな」とオウム真理教の事件のことを話
し出したことがありました．ちょうど，地下鉄サリン事件が大き
なニュースになっていたころでした．「えっ，記憶障害があるはず
なのに，そんなニュースを覚えているのか」と驚き，なにかこの
人の記憶障害は単純なものではないとおぼろげながら思うよう
になりました．まだ，小阪憲司先生の提唱したびまん性レビー小
体型認知症は世界的には受け容れられておらず，アルツハイマー
病の亜型と思われている時代でした．しかし，論文を通して，「軽
度の歩行障害，ありありとした幻視，浮動性（波があるというこ
と）の認知障害」をもつ一群があることは知識としてはもってい
ました．また，ある日は，白衣を着た看護師や作業療法士たちの
グループをみて，「何だ，今日は葬式か？」といったときがあり，
「黒い服じゃないのにおかしなことをいうなぁ」と思いましたが，
その後，ワックスを塗ったばかりの床の部分をまるで，小さな川
をまたぐように避けて歩いたり，なにもない床からなにかをつま
もうとしている動作をしたり（何かが草のように見えたのでしょ
う），これは幻視ではなくて，錯視ではないか，と思うようになり
ました．いまでこそ，レビー小体型認知症では幻視というよりは，
錯視が多くみられることが知られていますが，当時はまだ，この
ようなことは知られていませんでした．ちなみに，幻視とは，な
にもないところに，なにかがいる（子どもがいる，猫がいるなど）
と思う知覚の異常であり，錯視とは，長い棒を蛇だと思ったり，

白いカーテンをお化けだと思ったりするような錯覚の一種です. 徐々にパーキンソン病の症状が進み, 横に寝そべると立ち上がるのが大変で, よだれが多く, 嚥下も悪くなってきました. 60歳前の若さもあり, 毎週のように妻が面会に訪れ, 私も時間が合えば, 病状を伝えていました.

3. 最重度の人にも「気持ちがある」と知った瞬間

　ある日, 奥さんが面会にきたため, 病室に行き, 最近の様子を説明しようと思い, 声をかけました. しかし, 本人は, 起き上がることも困難でしたので, 奥さんだけをよび, 面会室で話をしていました. しばらくすると, 面会室のドアを叩く大きな音がしました. 状態の悪い統合失調症の患者が騒ぐことには慣れていましたので, だれか調子の悪い人でもいるのだろう, とそのままにしていました. しかし, あまりにも音が大きいので, 見に行くとなんと本人が立っていたのです. 床から立ち上がることもできないくらいの歩行障害がある人が, 立っているだけでも驚きましたが, 自ら立って, ドアを叩いている姿をみたときは, にわかには信じられない思いでした. その本人が血相を変えて言葉にならない声を発して私をにらんでいたのです.

　毎日のように散歩に行っていたため, 私たちの関係は非常によいものだったので, こんな形相をみたのは初めてでした. すでに, ちゃんとした会話はできなくなっていましたが, 「いくら (仲のいい) 先生でも…」「ヤクザになる…」などという言葉を発していることがわかりました. 私の想像を加えて解釈すると, 「いくら仲のいい, 先生でも, 女房に手を出したら, オレはヤクザになる (殴るぞ)」というような内容だと直感しました. すぐ彼を面会室に招

き入れ，妻の隣に座ってもらいました．説明する内容を理解でき
ているようには思えませんでしたが，納得したのか，ニコニコし
て座っていました．なんと彼が立ち上がって，ドアを叩き，興奮
していたのは「嫉妬」が原因だったのです．これは「重度化した
認知症の人には普通の感情はなくなっている」と先輩医師から教
えられてきたことが間違っていることを知った大失敗です．これ
以降，いかに重度になろうが，本人のことを話すときは，本人を
輪から外すべきではないと心に固く誓いました．

　数年後，石山さんが亡くなったとき，奥さんの了承を得て，解
剖をしました．そして，当時はまだ少なかった「純粋型のレビー
小体型認知症」ということがわかり，臨床診断が正しかったこと
が裏づけられました．神経病理の専門学会でも発表しました．専
門医であることを自慢してもよいような出来事でしたが，このあ
たりを機に，認知症患者の死後の脳病理を調べ，脳と症状を結び
つけて，考える立場から，目の前の認知症の人たちが，いま，い
かに生きるか，ということに，私の関心は移っていきました．

4．こんな病気になって悔しい

　一宮市の今伊勢分院に着任したときは，市の公務員にもかかわ
らず，老年精神科部長というポストを，特別に用意していただい
ての赴任でした．このころはまだ，「認知症の専門家＝脳の専門家」
というイメージを，私も周囲ももっていたと思います．すでに，
もの忘れ外来という専門外来がありました．いまからお話しする
失敗は，赴任して間もないころの，その専門外来での出来事です．
東浦さんという 70 代の男性が息子さんに連れられて受診され，
私の問診に一生懸命答えてくれました．大体，私たち医師は，入

室したときから，歩行の状態，手の震えなどに注意を払い，記憶
障害の有無とその程度，手や指を指示どおりに動かしていただく
ような動作の確認をし，支障があるかないかなどの診察をして，
パーキンソン病の症状はあるか，記憶障害の程度や時間，場所の
感覚はどうか，前頭葉症状はどうか，などさまざまな可能性を念
頭において診察をするのが一般的です．私もそのように頭の中を
フル回転させて，「まぁ，中等度のアルツハイマー病だろう」と思
った矢先でした．MMSE（Mini Mental State Examination）とよばれる認知
症の簡易な検査のなかに，文章を書いていただくという項目があ
ります．そこに書かれた文（図 1）をみたとき，頭が真っ白になり
ました．そこには「こんな病気になってくやしい」と書かれてい
たのです．

　いまから，15 年以上も前の出来事ですが，その人の名前，顔つ
きはいまでもはっきり覚えています．ただ，その文を読んだ後，
なにを話したかまったく記憶にありません．私が専門医とよばれ

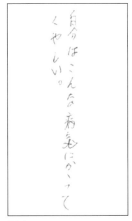

図 1

る人たちから受けた教育や医学会でのやり取りから学んだもの
は，アルツハイマー病は中等度くらいまで進行すれば，字を書い
たり，文章を書いたりすることは困難になり，病識（自分が病気
であるという意識）はなくなる，というものでした．しかし，専
門家だという自負をもっていた私が，中等度に進行したアルツハ
イマー病と診断しようとしている人が，目の前で自分の病気の悩
み，悔しさを，文章に表したのです．私は「何で，こんなことが
書けるのか?」「痴呆（当時はこうよんでいました）なのに，自覚
があるのか」と混乱し，次の瞬間に「いままでなにを診ていたん
だ！」「相手の目を，そしてその人の人生をみようともしなかった」
と強く反省しました．その後，ポツリポツリと彼は，話し出しま
した．「テレビなどで，動物が出てくると，みんなで『お父さん，
コレって何ていう動物？しっかりしてよ！』などと，時に孫にま
でいわれるのが悔しい」と話し出したのです（ワールドプランニ
ング，2008）．その人の価値はなにも変わらないのに，動物の名
前が出ないだけで，自分の立場が急に低められてしまう悔しさが
凝縮されていた言葉でした．

　いまもそうですが，認知症の専門医とは，脳画像や各種検査に
精通していることを指していることがほとんどで，決して認知症
の人たちがいかに生きていくか，ということを考えている人たち
ということを意味していません．私は，このころの経験をきっか
けに，「認知症患者の脳のどの部位に障害があるのか」という脳に
フォーカスを当てた見方から，目の前の「鈴木さん」「佐藤さん」
は，どんな人生を生きてきて，なにに悩み，どのような生活を送
りたいのかなどを考えながら，認知症の人たちに接するようにな
りました．このことがあって以降，私自身のことを説明するとき
に，「専門医」と名乗ることはほとんどなくなりました．「検査や

画像に詳しい専門家」という意味での専門医にはなるまい，と思ったのです．

5．本人の苦悩

　その出来事の後，いままでに多くの認知症の人の声を聞いてきました．ほんの一部ですが，挙げてみましょう．
「こんなんで，生きとってもしかたないと思う．思い出そうと思っても，思い出せないし…」
（70歳，アルツハイマー病，女性）
「頭がおかしくなって，困ります」
（89歳，アルツハイマー病，女性）
「私が，パーになったから，みんな，私を叱るんだ．もう死んだほうがいい」
（83歳，アルツハイマー病，女性）
「記憶力です．脳が前のように動かなくなって，反省しています」
（私が，なにか困ることは？と聞いたときの返答）
「体はいいけど，ボケは進んでいく気がする」
（81歳，アルツハイマー病，女性）
（私が，調子はどう？と聞いたときの答え）

　これらの人たちは，決して軽度というわけではありません．ほとんどが，中等度以上の人たちです．また，こんな重度の人が，という驚いた経験も相当あります．
　何十年も前の，仕事ばかりで家庭を顧みなかった夫の態度を，まるで，いまのことのように責め，ときに手を挙げることもあった鈴村佐和子さんという女性がいました．ご主人との2人暮らし

で，そのころは，ほとんどの家事はご主人がしていて，病院へも，いつもご主人ときていました．あるとき，突然，息子さんと2人で，外来にこられました．急病でご主人が倒れ，急きょ，佐和子さんをショートステイに入れたのはいいが，興奮がひどくて困るということでした．父親を入院させるときも，佐和子さんを1人でおいておけないため，病院に連れて行ったところ，看護師に向かって「女だ！」と暴力を振るおうとしたり，ショートステイでも，騒いだりして大変だと話していたときです．彼女が，「私が，こんな風だから．もっとしっかりしていればいいけれど…」と少し落ち込んだ様子でいったのです．本当に，これらのような経験をしているとどこまでが病気で，どこまでが正気なのか，まったくわからなくなります．これらは，私に直接いった言葉ですが，家族が気づいて教えてくれた行動に驚いたこともあります．

　長年写真屋をしていた男性は，娘さんによると，「ダイエーの健康食品売り場で，ボケにいい薬ありますか？」と聞いていたとのことでした．そのようなことを娘さんが私に話していると，ご本人が「先生，養老院っていまでもありますか？」と聞いたのです．よく自覚がない，といいますが，娘が医者にいろいろ相談している姿をみて，娘にこんなに迷惑をかけるくらいなら，養老院に入ろうと思ったのでしょうか．

　長男さんと2人暮らしをしていた女性は，中等度以上に進行したころ，いつも受診に付き添ってくる長女さんによると，どこで買ったかはわからないが，ボケ予防の本を買ってきたことがあると話していました．しかし，そのような自覚はあるにもかかわらず，自分が買ったことを忘れ，自分が買った本を，図書館の本と間違えて，「返さないかん，返さないかん」と何度もいっていたそうです．

　いま考えると，石山さんの怒りや興奮，東浦さんの発した「孫にまでばかにされるのが悔しい」という言葉などから，いかに重度になったとしても，奥さんを愛する気持ちや自分のいままでの人生を否定される悔しさは，変わらずもっていることに気づいたときといえます．そして，それが，実践のなかで知った，パーソン・センタード・ケアへの入り口だったのです．

6．BPSD という決めつけ；奇声を上げる女性

　夜，まったく寝ないで，大声や奇声を上げる認知症の女性がいました．「奇声」という言葉自体がすでに私たちの想像力を奪っているのですが…．重度で会話もできず，ただ，その「大声，奇声」を抑えようと，いろいろな向精神薬や睡眠剤を使い続けていました．基本的に多量に用いれば，脱力が起きますし，食事を飲み込むこともできず，むせてぐったりしてしまう状態でした．しかし，目が覚めれば，大声を上げるという繰り返しでした．あるとき，総合病院の内科を受診する必要があり，診察を受けた結果，とんでもないことがわかりました．腸が腸の中に入り込んで，激痛がおきていたのです．放置すると命に関わる状況です．

　認知症患者が大声を出すのは，進行して，重度化するとよくあることだと専門の先生たちに教えられていたために，大声を出しているのは，苦痛のためであり，その原因を医師として探るという当たり前の想像力さえ奪われていたのです．健常な老人であれば，訴訟問題でしょう．顔が青ざめたことを覚えています．

　しかし，彼らはだれかに「この医師はわかっていない！」「訴えてやる！」と文句もいえず，もがいていただけです．世の中にはそんな自分の身体不調，苦痛を大声や，物を叩くなどの方法でし

か，表現できない人たちがいることを意識すべきだと思いました．
それらを「奇声」「迷惑な声」とよぶことは，「なにかしら，身体
的な不調が原因になっていないか」という想像力を奪うことにな
ってしまうことを意味します．それ以来，興奮，BPSD で大変とい
われている認知症の人がいたら，まず，身体的な不快感，私たち
が気づいていない隠れた体の不調がないかを調べることにして
います．

　のちに，パーソン・センタード・ケアを学んだとき，このよう
に身体不調のために，興奮，大声などを出していることを，「やす
らぎのニーズ」が満たされていない，と表現することを学びまし
た．問題は，重度になると，そのような不快感，痛みも感じなく
なると，いわゆる専門家に教えられてきたことです．東大卒の偉
い先生が，「認知症になると痛みを感じなくなるので，苦しさがな
い」と講演で話したこともよく覚えています．これらが当然のよ
うに受け入れられていたのです．このころには，私は，すでに 6, 7
年は認知症について学び，すでに記したような，レビー小体型認
知症について学会発表をしたり，神経病理の論文を英語で発表し
たりして，世間から「専門医」とよばれるような知識を身につけ
ていましたが，何と BPSD の背景には，身体不調があるから見逃
すなとか，妻への愛情によって一見興奮とみえることがあるから，
本人を除いて家族だけと会わないようになどと助言してくれる
専門家は，だれ 1 人いませんでした．多くの専門家とよばれる人
たちは，「大声，怒りイコール重度化」というふうに私たちに教え
ていたのです．その意味では，パーソン・センタード・ケアが，
もう一度認知症のことを勉強しなおすときのお師匠さんだった
と思っています．

第2章
くつがえされる認知症の常識
認知症の人たちが訴える現実を知る

1. 認知症の人が直接話す機会をつくる

　もの忘れ外来では，本人が家族と一緒に来院することがほとんどです．1人で受診される人も時々いますが，やはり，だれかに勧められてきたという人がほとんどです．私はまず，本人に話しかけますが，不満そうに座っている本人の目の前で，付き添いの人たちが，何かしら困り事を医師に訴えるというのが多くのパターンです．本人そっちのけ，という感じの人も珍しくありません．もしも，「本人の問題ですから」と本人の話を主に聞いて，家族の話はあまり聞かなかったら，後で，外来窓口に文句が殺到するでしょう．彼らにも，彼らなりの理由があることはわかります．まず，本人が「毎日，三度三度のご飯を作っていて忙しい」といって，私がカルテに書き出せば，「いいえ，違います．それは，去年までの話で，もうしていません」と，事実を医師に伝えようと必死になります．それはそれでわかりますが，大抵そこで，本人が，「やっているわよ」と反論し，ケンカになってしまいます．

　「こんな病気になってくやしい」と書いたメモに頭が真っ白になったという東浦さんとの体験を通して，私も段々考えが変わってきたのかもしれません．それから間もなくです．半分冗談，半分本気で，そんな風なら，本人だけの診察をする「ご本人外来」

を作りたいと，院長に申し出たことがあります．私たちが，病院に行くときは，必ず「ご本人外来」です．私がいまここで「ご本人外来」とよんでいるのは，本人が自分の不調や受診の目的を話し，それに沿って，医師が本人の受診の目的に合わせた診察を行い，その結果を説明したり，治療をしたりする外来のことです．間違っても，自分が肩が痛い，といっているのに，付き添いの人が「いいえ，違います．頭が痛いんです．この人はわかってないんです」などということはありません．しかし，もの忘れ外来では，このようなことが多々起こりうるのです．本人は，大丈夫といっているのに，「わかってないんです．検査をしてください」といったり，本人が薬を飲みたくないといっても，「大丈夫です，出してください」と医師に薬を出すように迫ったりといった具合です．やむなく，私たち医師は，本人ではなく，周囲の心配に対して，説明をし，彼らの希望に応じて，検査や処方をするようになります．心配されているご家族のケアは当然，大事ですが，同時に話を聞くことが困難な場合が多く（その場で大ゲンカということもあります），ときに，本人を先に診察室に入れ，話を聞き，後で，付き添いの人たちの不安や訴えを聞く，ということもしていました．ただ，全員にこれをしていると診察時間が２倍かかってしまいますから，結局，ご本人外来はあきらめました．そのかわり，ご本人たちの話を聞く会，と作ろうと思ったのです．いまでこそいろいろなところで，ご本人が発信する機会があり，さまざまな報道もありますが，それらの走りといえます．そこで，本人たちとざっくばらんに話すうち，いままで専門医として受けてきた教育が，結局のところ誤解や間違いだったり，教科書的な思い込みだったりしたことをたびたび経験しました．一生懸命，勉強をして，ちょっと偉くなった気分でいた私は，頭を後ろから，ハ

ンマーで，ガツンと叩かれたような体験を何度かしてきました．
それらの失敗談を，順にお話ししていきたいと思います．

2. 本人の会の第 1 回目の大失敗

　ご本人たちが話し合う会を始めたのは，15 年以上前のことで
す．第 1 回目のことはいまでもよく覚えています．さすがに 1 人
でくることができるような軽度の人はいらっしゃいませんでし
たから，ご家族がご本人たちを送ってきました．1 時間ちょっと
の会でしたから，また家に帰るのも，面倒なので，ご家族は別の
部屋に集まっていただき，そこは家族同士が話し合う場としまし
た．いわゆる家族会です．後に，この活動を知ったスタッフのな
かには，この会を「家族会」とよぶ人もいますが，成り立ちは「本
人の会」だったのです．
　さて，当のご本人たちは家族とは別の部屋に集まりました．確
か，6, 7 人集まるはずが，3 名しか集まらなかったと思います．
ご家族は，というと予定どおりの人数が集まりました．実は，当
日になって，本人を連れず，家族だけでくる人がかなりいたので
す．「他の認知症の人をみて，ショックを受けるといけないと思っ
て私が偵察にきました」といった娘さんもいました．まだ，認知
症の人たちだけで話し合いをするなんて「できるのか？」的な雰
囲気がある時代でした．私が司会をして，女性 3 名で話を始めま
した．何とか楽しい話をしようと，まだ，家事をしていることを
知っていた，大畑桜子さんに料理の話を振ると「私がこんな風だ
から，なにもしないようにしています」という暗い言葉が返って
きました．あわてて，もう 1 人の女性に話を振ると，何と「水野
先生にアルツハイマー病だといわれてその晩はひと晩中泣きま

した．でも，何とか気持ちを入れ替えて今日きました」というではありませんか．私はその瞬間「しまった，自分としたことが，うつ病の人をアルツハイマー病と誤診したんだ」と思い，焦って，家族が話し合っている部屋に飛び込みました．たまたま，その女性のご主人が，妻である先程の女性のことを話しているところでした．「夜に，起き出して，たんすを開けて服を出したり，しまったりして，ぐちゃぐちゃにしてしまう」という夜間の行動に困っているという話をして，他の家族たちも「うちもそうだ」とうなずいている場面でした．まさしくこれは，中等度くらいに進行したアルツハイマー病患者によくみられる行動でした．カルテも確認しました．そうです，私の診断は正しかったのです．診断が間違っていないと思って，ほっとしたのですが，すぐに，「何で，こんなにしっかりしているんだ？」と疑問に感じ，ひょっとして，いままで教えられてきた「認知症になると，自覚，病識はなくなる．もし自覚があれば，それは認知症ではない」という教えは間違っていたのではないか，と思いました．確かに私が知っている専門医という人は，検査や問診をするために声をかけても，認知症の人たちと，打ち解けて普通の日常会話を交わす姿をみたことはありません．それこそ，ご家族や付き添いのスタッフに日ごろの様子を聞くだけでした．そのころから，普通に接しないと彼らの本当の姿はわからないと思い，引き続き，ご本人たちが自然に話す機会を作るように努力をしてきました．

　この会のほかにもいくつか会を始めましたが，名前を決める際に，当時印象に残っているのは，なぜか，ご本人たちが出す案はほぼ，明るいネーミングだということでした．第1回は暗い話から始まったのですが，いろいろ皆さんと出会って話すうちに楽しくなったのかどうかはわかりませんが，とにかく明るい名称の候

補を出す人が多く，最初に立ち上げた会は，「ひまわりの会」ということになりました．ここで，いろいろ私の昔習った常識をくつがえすような経験をしてきました．

3．実践で知った記憶の不思議

1）「記憶障害があっても親しい関係はできる」と知った驚き

「ひまわりの会」に参加される人は，ほとんどが典型的なアルツハイマー病の人であり，今日，デイサービスに行ってきたことも覚えていないような人たちです．仲嶋実さんという元飛行機工場勤務の男性は，毎回，「初めてですから，自己紹介しましょう」と提案していました．しかし，月に1回しかやっていないのに，はじめの2,3回は皆さんぎこちなかったのですが，数回やっているうちに，何となく打ち解けている雰囲気を感じました．相変わらず，中嶋さんは，「初めてですから，自己紹介しましょう」といい，他の人もそれに倣って，自己紹介をしているので，相手を覚えたわけではありません．聞けば，「知らない」といいます．しかし，全体が，何となく緊張感がなくなって笑いが増えてくるのです．本当に不思議なことでした．このような体験は，診察室のなかでの診察や検査をどんなに行っても，わからないのではないか，と思います．これは，段々慣れてくるという体験でしたが，正反対の経験もしました．

2）私たちにとって「大した事ない」ことが大きな影響を与える

2,3年経ったころ，病院の都合で，数か月間，いつも使っていた場所が工事で使えなくなり，違うフロアで会を開いたことがありました．フロアが変わった最初の日は，本当に大変で，ぐった

りしました．10 人ちょっとの人たちが，参加されていたと思いますが，最初から，席につけず，顔つきは険しく，「なんだ，なんだ」と意味不明なことをいいながら，歩き回る人や，イライラする人が続出し，マンツーマン対応に近い状態になり，いつものようにお茶を飲んだり，お菓子を食べたりして，ゆったりお話しするような状況ではありませんでした．そのとき，「あぁ，場所が変わるということはこんなにも影響があるのか」とまざまざと思い知らされました．教科書的には，「場所が変わると落ち着かなくなる」みたいなことはどこにでも書いてありますが，普通は長年すごしてきた自宅から転居するときなどを指していうことだと思います．リロケーションダメージという人もいます．しかし，私たちの会は，月に 1 度しかしていないわけです．そして，数分前のことを忘れている人たちです．どうして，月に 1 回しか，それも記憶障害が進行してからお会いしているにもかかわらず，その場所が変わっただけで，なぜ落ち着かなくなって（興奮といってもいい状態）対応に苦労する状態になったのかわかりませんでした．ただ，このような経験から，なにか好きな場所とか，気に入った人たちとの結びつきは，記憶障害を越えた，もっと深い部分でのつながりではないのか，と気づかされました．

　ちなみに，そのとき，「なんだ，なんだ！」と落ち着かなくなった人たちは，全員男性でした．女性陣はというと，うろたえている男性陣を横目に，落ち着き払ってお茶を飲み，いつものように雑談をしていたのです．たまたまかもしれませんが，普段，「飛行機工場で働いていた」などと威勢のよいことをいっていた男性より，女性のほうが「肝が据わっているなぁ〜」と関心したものでした．

3）重度になってからも刻まれる体験

よく，新しいことは覚えられないけれど，昔のことは認知症がかなり進行していても覚えている，などといいます．しかし，次のお話は，かなり重度になってからでも，周囲の行動が重みをもって残ることがあると知り，驚いた例です．

柴山茂雄さんは，若年性アルツハイマー病を患っていました．数年前に大きな病院で，診断されましたが，もう，重度になりすぎて，手遅れだから，薬を飲む意味がないといわれ，そのまま通院もせず，家ですごしていた人です．2, 3年経って，勝手に外に出ていくようになってしまい，困って私のところにきました．初診時，MMSEというもの忘れの尺度では，わずか4点で，簡単な言葉がやっといえる程度でした．重度のなかでも，最重度といえるレベルの人のお話です．

月に1度程度通院していましたが，しばらく経ったころ，前回の受診の後に起きた出来事を奥さんが話してくれました．病院の帰りに，幼いお孫さんを連れて，国府宮神社（裸祭りで有名な一宮市の神社）を散歩していたそうです．すると，急にお孫さんが走り出したので，奥さんはそちらに気を取られてやっと追いついたとき，本人の姿が見えないことに気づきました．一生懸命探しましたが，ついに見つからず，大騒ぎになったようです．

暗くなったころ，警察に保護され，何とか自宅に戻ったということでした．それだけなら，迷子になったけど，何事もなく無事でよかったね，で終わる話です．不思議なことはその後です．大変なことがあった1か月後の受診日に，その近くを車で通りかかったとき，茂雄さんが，急に「わからんでよー，人がきて，これが…」など会話にならないようなことを一生懸命話して，泣き出したそうです．奥さんは，保護して送っていただいた警察の人に

当日の経緯を聞いていました．それによると，親切な人が本人の服に縫いつけてあった，名札の名前と住所をみて，迷子になったのだと察し，警察に連れて行ってくれたようでした．そのために，神社近くを通りかかったとき，ここで親切な人に助けられた，といって涙ぐんだのではないか，ということです．しかし，「さくら，ねこ，電車」と3つの言葉を覚えてもらって，数十秒後に聞いても覚えてないほど重度の認知症の人が，4週間以上前の出来事を覚えているのでしょうか？　いかに優れた医者でもその理由を説明することはできないと思いますが，これは事実です．その話を，涙ながらに話す奥さんの顔を，本人は訳がわからないという顔つきでみていましたが，そのときの様子はいまでもよく覚えています．

4．検査で測る記憶と実際の記憶

　私が思うのは，私たちが，記憶障害があるという場合は，検査でゼロ点だったとか，デイサービスでやったことを聞いても覚えていない，ということでいっていることがほとんどだと思います．しかし，いままでの体験からは，検査でこちらが覚えてほしい言葉を思い出すことができない，ということと，実際の生活上の「からだのどこかで覚えている」という感覚はなにかしら違うのではないか，と思ってしまいます．医療者に対する教訓としては，私たちは記憶力を測定しているつもりですが，それはまだ不十分なものであって，「私たちが検査で測定できる範囲の記憶力」しか理解することができない，と謙虚になることだろうと思います．

　しかし，多くの場合，検査が絶対と信じ込んで，疑わないことが多く，「長谷川式で5点の人はいってもわからない」「怒らせて

も，１分後には忘れるさ」などと思ってしまうのだろうと思います．こんなショッキングな出来事は，柴山さんの例だけですが，それに近いことは比較的多くあります．介護に関係している皆さんなら，現場で経験したことがあると思います．

１）ショッキングな出来事が記憶に残る？

白坂宗次さんは，80代の男性で，長男家族と同居しています．お孫さんは，すでに何年も前から会社に勤めているのに，夕方になると，「マユミはどうした？　もう暗くなってくるじゃないか」と，まだお孫さんが小学校に通っていると思い込んでいるため，夕方４時くらいになると決まって，お嫁さんに訴えている人でした．ちょうど，東日本大震災の後のことで，１日中，地震と津波の映像が流れていたころです．お嫁さんがいうには，いま地震のニュースをみて，「地震があったのか」といっていたのに，ちょっとトイレに行って，戻ってきて，地震のニュースをみると，初めてみたかのように，「地震があったのか」と話す毎日だったようです．しかし，ある外来の日にお話ししてくれたことは，「そんな風なんですけど，デイサービスがない日には，「今日は，車こないのか？」というんです．デイサービスの車のことは覚えているんですね．」ということでした．これも，結構，不思議なことです．

よく，怖かったこと，印象深いことなどは割と記憶に残る，といいます．それも確かでしょう．しかし，この人は，津波の衝撃的な映像を何度みても，記憶に残らないような重度の記憶障害の人です．それが，何の変哲もないデイサービスのお迎えの車が朝くることを覚えている，いいえ，覚えたのです．あえていえば，デイサービスが楽しくて，そのお迎えの車がくるのが津波の映像より，もっと本人にとっては大事なものだったのかもしれません．

　もし，そうだとするならば，デイサービスの送迎の人は，「ただの お迎えにすぎない」と思っているかもしれませんが，これほど重 度の人の記憶に残るお仕事をしているということです．デイサー ビスがらみでいうと，奥さんが，毎日朝夕と渡す薬は，毎回，「な んだこれは！」と聞くのに，デイサービスが休みだと，「今日はな いのか？」と聞く人もいます．

２）妻の誤認？

　ほかの女性患者を妻と誤認したり，男性患者をご主人と誤認し たりする人がいます．大概，配偶者だと思って，歩けない人を無 理に歩かせようとしたり，本当の家族がくると，逆に「ほかの男 （または女）と仲良くするな！」と嫉妬のように怒ったりして， 周りの人たちを困らせてしまいます．岡山秋吉さんもそのような 男性でした．特定の女性患者をいつも一緒に連れ歩き，本人が嫌 がるので，引き離そうとすると，「俺の女房だから，勝手だ」など と怒っていました．その人が，無事退院し，奥さんと娘さんの暮 らす家に戻って，久しぶりに外来受診したときのことです．驚い たことに，待ち時間に奥さんに「恵子はおるか？」と聞いたとい うのです．私もたくさん患者さんがいるので，そのときの対象の 人のお名前をすぐ思い出せなかったのですが，後でスタッフに聞 くと，確かに連れ回していた女性は，田所恵子さんでした．ここ までくると，入院していたときの，自分の家族とほかの患者の見 分けがつかない重度の認知症だった姿は，冗談で演じていたのか， というくらいの衝撃でした．それ以上，話しませんでしたが，そ のときの外来での岡山さんは，（妻とは違う）恵子さんという人が いるはずだが，いまもいるか，ということを尋ねたのです．重度 の認知症とよばれる人たちの話を聞いていると，記憶障害とか，

妻（夫）の誤認とよんでいるものは，私たちが勝手に症状として名前をつけてしまっただけで，どこまで病気なのか，よくわからないところがあります．

3）記憶の不思議

「ひまわりの会」に参加していた人の話をもう少ししましょう．

酒屋をしていて，新しく導入したレジに対応できず，息子さんに代替わりをした木本昭二さんは，MMSE の短期の記憶をチェックする3つの言葉の再生は，3点中1点で，毎回「もとは半田（愛知県の南部）で酒屋をしていて，大きな酒蔵があって…」という話をずっと機嫌よくしていました．その人が初めて「ひまわりの会」に参加して，翌月，外来受診したときのことです．診察室に入るなり，「先月は，にぎやかしくしまして…」とニコニコとお礼をいうのです．短期の記銘力が悪く注文なども覚えられなくなっているのに，先月参加した「ひまわりの会」のことを覚えていて，私にお礼をいったのです．

また，仲野邦春さんは，外に出て行ってデイサービスなども対応できない，ということで入院になった人でした．本当に，そのとおりで，なにかをしなければ，という感じで，ずっと小走りで病棟内を歩き回り，食事のときも，落ち着いて席につけないくらいでした．トラックで宅配をしていたらしく，常にどこかに行かないといけないと思っていたのかもしれません．何とか，落ち着き退院し，「ひまわりの会」に参加していました．元飛行機工場に勤めていた仲嶋実さんとほぼ同じ時期から参加し，3年も経ったころです．仲嶋さんは，相変わらず「初めてですから，自己紹介をしましょう」といい，仲野さんも毎回自己紹介をしていました．一時期，仲嶋さんと同じデイサービスに通所しており，昼間，同

じデイサービスに通所していた日でさえ，彼のことを聞くと「知らない」と答えていました．

　会には，外来スタッフが2，3人参加しており，お茶を出したり，トイレの場所を忘れてどこかわからない人がいるとそこまでお連れしたり，サポートをしていました．会の立ち上げから参加していた大塚さんという看護師さんの経験した話です．休みの日に喫茶店でモーニングを食べていたら，奥さんと一緒に入ってきた仲野邦春さんが，大塚さんに気がつき，「よっ，奥さん」と声をかけてきた，というのです．普通，私たちのように常に白衣などのユニフォームを着ていると，病院からの帰り際や休みの日に，私服で，病院内の廊下を歩いていても，私とわからないご家族はたくさんいます．おそらく，私のイメージが白衣と一体化しているのだろうと思います．しかし，彼女は，常に看護師の白衣で参加していたにも関わらず，私服で喫茶店にいるところを挨拶されたのです．この話もにわかには信じられないことですが，本当に，記憶というのは不思議なものです．

4）失敗は，記憶に残る

　いままでは，楽しい出会い，うれしかったことが体のどこかに残っているという話でしたが，今度はその逆です．左官屋さんの北谷稔さんが正月明けに受診したときの話です．私はいままでの失敗を通して，テストで記憶の項目が，ゼロ点でも，なにかしら記憶に残ることはあることを体験していますから，「お正月はどうでしたか？」などと話しかけます．そのときも，正月をどのようにすごしたかを聞きました．そうすると，日にちはさすがに間違っていましたが，家族と温泉に行った，と話されたのです．実際は，正月ではなく，成人の日の連休のことでした．やはり，う

れしかったことは記憶に残るのだな，と思ったときでした．しか
し，笑顔は一瞬で，あとは，何度も，何度も「でも，ミスしてし
まって…ミスをして…」と恥ずかしそうに頭をかいているのです．
　奥さんがいうのには，温泉に行って，他の人の下着を着て帰っ
てきてしまったとのことでした．娘さん夫婦と一緒に旅行に行き，
娘さんのご主人が一緒にお風呂にいくはずだったけれど，一緒に
行くつもりで待っている北谷さんを，「（お婿さんは）後で行けば
いい」と奥さんが稔さんを先に行かせてしまったというのです．
お婿さんが行く前に，お風呂から上がってしまい，他の人の下着
を間違えて着て部屋に帰ってきてしまったのですが，1 泊旅行に
行って，失敗といえるのは，この脱衣かごを間違えたことだけで
した．家族は，笑って終わったのですが，当の本人は，何週間経っ
ても，「ミスしてしまって…」とずっと心に残っていたのです．や
はり，なにか失敗をした，ということは強く記憶に残るのだと思
いました．

5．重度の人から知った「主張」「感謝」

1）勝手に決めるな！　オレが決める！
　精神科病院の認知症病棟というのは，何かのタイミングで怒っ
て手を挙げたり，興奮したりする人たちが入院してきます．谷川
幸弘さんという男性は，他の女性を妻だと誤認していた岡山秋吉
さんより，さらに重く，食事やトイレ，着替えなどにも介助を要
する人でした．意味のある会話はすでにほとんどできず，長谷川
式スケールや MMSE などは「ゼロ点」です．介助をする妻を叩く
などするので，デイサービスやショートステイを使ったのですが
うまくいかず，入院となりました．ビンスワンガー病という血管

性障害をベースとした認知症と思われ，アルツハイマー病の治療薬から脳梗塞後遺症のときに出す薬に変更して，多少，落ち着きましたが，まだまだ，介助をする人を叩いたり，私たちが理解できないような言葉で怒ったりすることは変わりませんでした．しかし，それでも奥さんは，病院ではかわいそうだと家に連れ戻した，その後のことです．

　退院後の最初の外来で，本人を前に，奥さんが，申し訳なさそうに話し出しました．聞くと，デイサービスのことで，ケアマネジャーが訪問していろいろ話す機会があったそうです．奥さんは，聞いてもわからないと思って，本人を入れず，ケアマネジャーと2人だけで，お風呂の話しをしていたとき，急に幸弘さんが，「じゃまか！」「勝手に決めるな！　オレが決める！」と怒鳴ったというのです．奥さんは，「わかるんですね．まずかったと思いました」と小さくなっていました．本人は，なにを話しているのか，という表情で座っているだけです．私も，同じく信じられませんでした．私たちの会話を理解して，なにかをしゃべったというだけでも，驚きなのに，「おれのことはじゃまか！」というその内容にさらに驚きました．

　海外の認知症の方々が，「自分たち抜きに，決めないで（Not without Us）」というスローガンを掲げていることは知っていました．しかし，テレビでみる彼らは，きちんとした言葉で話し，着替えも自分でできているような人たちで，いかにも軽度の人にみえます．ですから，このくらいの人たちは，「自分たち抜きに，決めないで（Not without Us）」という主張をしてもおかしくないとは思っていましたが，まさか，満足に言葉も出ず，食事，着替え，トイレなど，すべて介助を要するこのような最重度の人が，「おれを抜きに決めるな！」と怒鳴ったことに，自分の浅はかさを強く

反省し，「わかるんだ」と奥さん共々反省したしだいです．

2）心の声は，一生懸命関わった人にだけ聞くチャンスがある

　認知症が進むと，家族との当たり前の会話が減り，どちらかというと，家族が本人に注意したり，逆に本人が何らかの思い込みで家族を責めたり，それを説得しようとして疲れ果てる，というギスギスした関係になってくることをたびたび目にします．そのころは，だんだん話すことも減り，話そうとしてもとんちんかんなやり取りになってしまいますが，ときにハッとするようなやり取りが起きます．

　佐々木照子さんは，77歳のアルツハイマー病の女性です．長男家族と同居していました．最初は，何度も同じことを聞く，とか，どこに書類をしまったか，などをお嫁さんに何度も聞く程度でしたが，洗い物をしても，汚れがついたまま，きれいなお皿に重ねたり，プラスティック製のお皿を直接，コンロにかけてしまったり，どうしてもお嫁さんが止めることが多くなり，けんかが絶えませんでした．そのうち，服を着る順番が，変になって着られなくなってきました．でも，お嫁さんが，手伝うと怒ってしまいます．どうも複雑な感情があるようで，教えてもらいたいし，教えられるとしゃくに触って，怒ってしまう，という状態でした．お嫁さんは，お母さんの複雑な気持ちをある程度わかっている感じでした．しかし，服の着方がおかしいのでやんわりと，「そうじゃないよ」というと「私に裸になれっていうのか！」と急に怒るため，ほとほと困っていました．ちょうど，そのころです．あるとき，外来でお嫁さんが，いつもと違う顔つきで，つぶやくように話し出しました．いままで，いつも，怒鳴ってばかりいたお母さんが，「とうとう，服も着れないようになった」と落ち込んでいっ

42

たということでした．実際は，自分ができなくなっていることが
わかっているのかも，それを認めたくないから，怒っていたのか
もしれないと，お嫁さんと，お母さんの複雑な気持ちについて話
し合ったことを覚えています．

　このようにいつもケンカになってしまうようなやり取りがほ
とんどなのに，何年も経ったころに急に口をついて出た言葉にび
っくりしたり，逆に反省したりする人もかなりおられます．

　「えがおの会（若年性認知症の人たちの会）」に出ていた大畑桜
子さんの旦那さんがある日，反省して私に語ってくれたことがあ
りました．このご夫婦とは 15 年ほどのお付き合いになります．
ひまわりの会の第 1 回目のころは，何とか，台所ができていたこ
ろでした．最後のころは，車いすとなり，ほとんどだれかに向か
って話し，会話もあまりできないような状態になりましたが，こ
れはちょうど真ん中くらいのころです．よくあるように，財布や
通帳などがなくなった，盗られたなどとずっとご主人に言い続け
ていたようです．しかし，あるとき，頭をかきながら，話をして
くれました．「いつも，「ない，ない」「盗られた」といっているか
ら，「どこに隠したんだ！」って，つい怒ったんです．そしたら，
「隠したんじゃない！　しまったのよ！」って，泣いてあいつが，
怒ったのを聞いて，「あぁ，しまうつもりだったんだって思って，
二度と，隠したとは，いわないようにしようと思いました」とい
うことでした．

　何年も，もの忘れに付き合って疲れ切ったころ，こんな悲しい
ような，切ないような体験をする人たちがいます．

　何年も通院していて，ほとんど，会話のやり取りはできなくな
った重度の男性の話です．デイサービスは，当然利用していまし
たが，なるべく自分で介護をしたいとお風呂などは奥さんが入れ

ていたようです．デイサービスに行き出して，2週間が経ったこ
ろ，お風呂で奥さんが旦那さんの身体を洗っていたら，急に「世
話になるなぁ」といったので，びっくりしたと外来で話してくれ
ました．そんな話をしている隣で当の本人は，聞いてもいないよ
うな顔で座っているだけでした．奥さんは，「こんなこと思ってい
ないと思った」とうれしいのか，戸惑った顔をしていたことを覚
えています．

6.「症状（記憶障害・妄想）」と本人の世界：本人の体感
している世界を理解する

1）記憶障害を体験するということ

　認知症というものを本人はどのように体験しているのでしょ
うか．まずは，よくある「もの忘れ」についてです．これは，あ
る50代の左官屋さんのお話です．北谷　稔さんは，若年性アル
ツハイマー病と診断されてからも，しばらく仕事をしていました．
10名ほどの職人さんたちを束ねている班長だったので，腕は確か
だったはずです．いつも，奥さんと娘さんと通院していました．
あるとき，彼が「先生，道具が消えるんです」といきなりいいま
した．どうして消えるのか，不思議だと本当に，困惑した顔つき
でした．そのとき，私は，「そうか，置き忘れやしまい忘れではな
いんだ．消えるのか」と，彼が，体験している世界を垣間見た思
いでした．それまで，道具がうまく取り出せず，仕事に支障が出
ていた彼のことを，ただ単純に「置いた場所を忘れただけ」と理
解し，深く考えもせず，他の人たちと同じように，ただの「記憶
障害」とよんでいたことを恥じました．

　そして，このとき気がついたのです．もし，私や彼の家族が，

44

彼の苦しんでいる世界をわかろうとせず、「消えるわけがない. 決まった道具入れに入れましょう」などと型どおりの指導をすれば、おそらく彼は二度と彼の感じている世界, 彼の生きている世界でどんなに苦しんでいるのかを, 話してくれなくなったでしょう. それ以降, 外来では,「どうですか？」と聞く代わりに,「まだ, 道具は消えますか？」とお聞きするのが常になりました. 奥さんや娘も, やはり, 外来で「まだ, 消えるみたいですね」とみんなで顔を合わせて, 悩み合う, という感じでした.

　残念ながら, 若い職人さんたちは,「消える」という気持ちがわからないらしく, 彼から離れて行ってしまったようでした. 聞くと, 左官の仕事は, 壁を塗るにしても, その場所の広さ, 塗る材料などを見極め, 多くの道具を使いこなす必要があるとのことでした. 彼は, 道具さえ消えなければ, だれよりもうまく仕事をすることができたはずです. ただ, 次の工程に必要な道具をだれかが渡してくれさえすれば, まだまだ働けたはずです. 残念ながら, 若い職人さんたちの支援を受けることができず, 辞めることになってしまいました. 私は, 病院の近くの公立中学校の壁とかグラウンドの隅に埋め込まれているタイヤなどをボランティアで塗ってもらったらどうだろう, と思いましたが, 校長先生と交渉する勇気がなく, それは実行できませんでした. しかし, このことがきっかけとなって,「なにか仕事をするデイケア」と作ろうと思ったのです.

　認知症を抱えて生きる人たちが, 体験している世界を, 私たちが追体験することはできませんが, 少なくとも, 私たちの理解している世界を絶対的なものとして, 押しつけたり, 指導するのではなく, 私たちが学んできた世界とは異なる世界を経験しているかもしれないと, 少しでも近づく努力は必要だろうと思います.

2）「妄想」とよばれる状態に隠れた悲しいほどの自覚

　次は，妄想とよんでいるものです．私は，もともとは精神科の医師ですから，統合失調症の妄想や幻覚をさまざまな実践を通して学びました．教科書的には，妄想とは，「訂正のきかない確信」などのように表現されます．抗精神病薬の治療が奏功し，落ち着きを取り戻した後に，幻覚や妄想に支配されていたころの自分を冷静に振り返り，そのときの体験を語ってくれる人はいますが，急性精神病状態といわれる，妄想の真っ只中にいる人は，完全にそれに支配されており，いわゆる病識はまずない，といってよいでしょう．

　妄想についていえば，認知症では，「物盗られ妄想」が圧倒的に有名です．典型的な例は，自分で，財布や通帳などをどこかにしまい込んで，それを忘れ，「盗られた」と大騒ぎになることです．ときに，家族のだれかが盗ったと責めることもあり，当然家族は，「忘れたせいだ」「私たちのだれも盗っていない」と説得し，考えを修正しようと試みます．しかし，精神科患者と同様「訂正のきかない確信」ですから，話はいつも平行線でお互いに疲弊するという感じが多いと思います．統合失調症の妄想とアルツハイマー病などの認知症の妄想が同一か，どうかという検討は必要と思いますが，当初から，私自身は，上司，先輩医師より，妄想という点では同じであり，説得はできず，病識はないと教えられ，そう思い込んできました．しかし，記憶と同様，実際に，妄想をもつ人たちといろいろお付き合いすると，いままでの理解が不十分ではないか，ということに気づきます．

3）「妄想」は自覚できないはずなのに

　中田すみえさんは，82歳のひとり暮らしの女性です．長女さん

が，近隣に住んでいて，彼女の認知症による妄想，興奮に困って受診しました．長女さんによると，「15万盗られた」などと何度も騒ぎ，実際に警察をよんだこともあり，そのたびに警察に呼び出されるので，本当に困っていました．毎日，なにかしら探していて，「通帳がない！」などと電話がくるので，しかたなく，娘が行っていろいろ探すと，戸棚やタンスなどあちこちから，通帳や保険証などが出てくるようです．まさしく典型的な「物盗られ妄想」です．診断上も，アルツハイマー病で間違いないと思われました．

　私の勤務していた病院のもの忘れ外来では，予診といって，臨床心理士や精神保健福祉士が診察の前に，だれと暮らしているか，過去に大きな病気はないか，今回の受診の動機はなにか，などを聞いてカルテに整理しておいてくれます．これは，事前に基本情報を得ておくことで，診察自体に効率的に時間をかけることができるための仕組みで，大抵の病院で行っていると思います．こうすることで，おひとりに1時間の診察をしたとしても，午前か，午後の半日に2〜3名の初診患者を診ることができ，家族とこられている場合は，ほとんどの場合，家族に聞いています．これは，最初にお話ししたような，「ご本人外来」ではない部分です．

　さて，この人と最初に診察室でお会いし，「よく物が出てこない，盗られたという人がいますが，そういうことはありませんか？」と事前の情報をもとに，話を振ったときです．彼女のいった言葉に私も，長女さんもびっくりしました．いちばん驚いたのは，長女さんだったでしょう．すみえさんは，「私が妄想で変なことをいってすいません」といったのです．私から「妄想」という言葉をいったこともなく，どこでそんな言葉を知ったのでしょう．また，いままで，「だれかが盗った」といって，警察をよんだのは，自分

がしまい忘れをしたのではなく，だれかのせいだと主張し，いわゆる病識がないからだと思っていましたが，自ら，「妄想で変なことをいってすいません」とまるで，自分のミスであることをわかっているような感じです．

　さらにしばらく通院した後，長女さんが，ひとりできて，複雑な表情で教えてくれました．どうやら，近所の人に，「もの忘れがひどくて，死にたい．殺してほしい」といったらしく，それを聞いた近所の人が心配して教えてくれたということでした．私は，妄想というものは，病識がなく，訂正不能なものである，と医学生のときから，ずっと教え込まれてきました．それが，「私の妄想のせいで…」と謝ったり，ましてや，「もの忘れがひどくて死にたい」といったりすることなど信じられません．実際，専門家，研究者とよばれている先生たちから，自覚がある人は認知症ではない，と教え込まれてきたのです．どちらが正しいのか，間違っているのか，わからなくなりました．

　しかし，目の前の中田さんが，アルツハイマー病であることも事実ですし，私たちが，「物盗られ妄想のひどい人」と決めつけて，アルツハイマー病で記憶障害が中等度になるとそんなことが起きるし，病識はないから説得しても「むだです」，と長女に話してきた当の本人が，「もの忘れがひどいから，死にたい」と苦しんでいることも事実です．やはり，過去に教え込まれたことは，いま一度自分の目で，耳で経験しなおすべきだと思いました．

4）帰宅願望

　磐田すみ子さんも，私たちが「病気のせい」と片づけてしまっているものをもう再度見直したほうがよいのではないか，と思った人です．デイサービスやグループホームで暴力があるというこ

とで，次男さんに連れられて初めて私の外来に受診されたときの
ことです．3年前にご主人が亡くなるまでは，静岡県で2人暮ら
しをしていたのですが，ひとりになってから，洗濯や調理がうま
くできなくなり，近所の人たちから，心配され，愛知県に住んで
いた次男の家に引き取られてきたのです．日中，ひとりにするの
が心配で，デイサービスに行かせたのですが，「主人がいるから帰
る」といい，落ち着かず，2日に1度くらいは「手に負えないから，
迎えにきてほしい」と連絡があり，お嫁さんがパートを抜け出し
て迎えに行かなければならなくなりました．トイレも時々粗相を
するようになったため，認知症対応型グループホームに入居した
のですが，やはり，「主人が待っているから帰る！」といい，止め
ると持っているバックでスタッフをたたいたり，かみついたりし
て，これ以上対応できないということで，精神科に受診してほし
いといわれ，やむなくこられたのでした．よくいうところの「帰
宅願望」というものです．

　ただ，「家に帰りたい」というのなら，だれでもがもっている感
情でしょうが，「（すでに亡くなった）夫が家にいるから…」とい
うのが本人のいう理由ですから，施設スタッフが，「認知症で，ご
主人が亡くなったことを覚えていないための興奮」と思うのもわ
からないわけではありません．

　初診時のことは，いまでも覚えています．少し，認知機能を調
べるような当たり障りのない問診が進んだときでした．すみ子さ
んが，「主人がいないのは，どうしてだろう．わたしが"にすく"
なってしまったからだろうか」と思いつめた表情で私に訴えたの
です．私も次男さんもびっくりです．「にすい」というのは，静岡
県地方の方言で「ばか」という意味です．私は静岡県の出身なの
で，すぐにわかりました．要するに，「どうして主人がいないのだ

ろう，私がばかになったから，愛想をつかして出て行ってしまったのだろうか」と悩んでいたのです．（亡くなった）主人が家にいるから帰る！と騒ぎ，止めたスタッフを叩いたのは，数か月来続いていましたから，まぎれもない事実です．確かに，ご主人が亡くなった事実を覚えていないことはアルツハイマー病の進行に伴う病気による影響でしょう．しかし，夫が亡くなった事実を忘れているから，いまだに（亡くなった）主人がいると思って帰ると騒いで暴力を振るっている，というほど単純な図式ではありません．

　「主人の姿が最近みえないのは，自分がいろいろなことができなくなったから，そんな私に愛想をつかして出て行ってしまったんだ」と，いままでのように夫の役に立てなくなった自分の能力の低下を責め，自分の価値が見いだせなくなっているのが根本にあることがうかがえました．現代の女性は，「夫に仕える」というような感覚は毛頭ないでしょうが，90歳くらいの人たちは，いまでも「主人のことや，家のことができなくなったら，養老院へ入れられる」とか，「追い出される」「捨てられる」という言い方をする人は割といます．冷静に考えたら，「あなた，もう家事なんてしてないでしょ」と突っ込みたくなるところですが，ご本人たちの心の中では，「家のことができない＝捨てられる」を意味し，すみ子さんの心の中では，「主人がいない＝私がバカになったから捨てられた」という構図だったのでしょう．

　その日のことが衝撃的な体験だったので，よく覚えているのですが，その後のことは記憶になく，メモも残っていません．おそらく，多少，アルツハイマー病のお薬は出したのでしょうが，どこかでそのようなお気持ちを汲み取っていただけるようになり，その世界に順応されたのだと思います．

5）妄想に苦しんでいる人はだれか？

　河田正子さんは，ご主人と2人暮らしの女性です．数年前から，調理など家事ができなくなり，近くの次女がパートの帰りに毎日よって夕食を作り，洗濯をして帰る，という献身的な支援をしていました．しかし，もっとも困ったのは，すでに亡くなった両親や，遠方に暮らす兄弟姉妹が，いまも一緒に住んでいると思い込んでいるため，普通，専業主婦が夕ご飯の支度を始めるくらいの，午後3時前後になると，「お父さんたちが帰ってくるからご飯の用意をしなきゃ」などといって，台所仕事をしようとすることです．しかし，プラスティックのボールに水を入れてコンロにかけてボヤ騒ぎになるなどご主人が困り果て，止めようとすると泣き喚いて，ひどいと家族にも手を挙げるあり様でした．デイサービスにも当然行けません．私も困って，少量の向精神薬を昼に処方したのですが，あまり意味はなく，その後，私の勤める認知症病棟に入院しました．入院しても，「おとうちゃんは？」などと切羽詰まった表情で，親を探してシルバーカーを押しながら，息を切らしてずっと歩き続けていました．

そんな彼女でしたが，入院する少し前に，次女さんが，私に新聞のチラシをみせてくれました．その裏に，なにやら，正子さんが書いた文章がありました．了解を得て原文を掲載します（図2）．次女によると，最近はほとんど，字を書くことがなかったので，書き物をする姿をみて，なにか気がまぎれることができてよかったと思いながら台所にいたようです．しかし，なにか書き終えるとそっと外に出ていこうとしたので，止めてチラシをみるとこう書かれていたのです．

　この文書をみると，これから家出をするか，悪く考えると，自分の人生をこれで終わらせるような遺書のような雰囲気を感じま

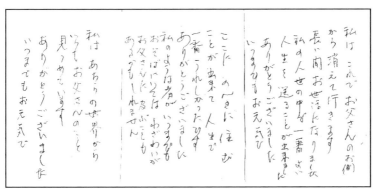

図2

す．ここにある「お父さん」というのは，ご主人のことか，父親
かわかりませんが，やはりいま一緒に住んでいるご主人のことだ
ろうと思います．ここには，いままであれだけ騒いでいたのに，
「親兄弟がいる」という文章は1つも出てきません．あくまでも，
（亡くなった）ご主人がみえないのは，私がバカになったからだ，
とつぶやいたすみ子さんのように，私がいると迷惑がかかるから
消えていきます，という自分への責めがあるだけです．

　これはいったいどうしたことなのでしょう．一瞬，すべてを理
解できるときがあるのでしょうか．この後は，またいつものよう
に午後3時ころから，「お父さん，お母さんが帰ってくるから，食
事を作らないと…」と動き続け，スタッフや私に怒鳴ったりする
状態が続きました．どちらが本当の正子さんなのか，まったくわ
かりません．

6）なにを治療・ケアすべきか？

　いままで，「症状」とよんでいる「物盗られ妄想」と「すでにい
ない家族と住んでいるという妄想」などは，本当に「事実を忘れ

た，もしくは，正しく認識していないための妄想」といえるのか，私が思い込んでいたことが誤りではなかったか，と反省した例をお話してきました．そもそも，これらが，「妄想という病気」そのものの問題なら，薬物などによる治療対象でしょうが，「私が役立たずになったから，夫がどこかに行ってしまった」と悩む磐田すみ子さんや，「お父さんに迷惑がかかるから，消えていきます」と置手紙を書いた河田正子さんの悩み，苦しみは，果たして，病気としての治療対象なのだろうか，と考えてしまいます．どうすれば彼女たちの苦しみを癒すことができるのでしょう．また，難しいのは，私たちが対応している時間のほとんどは，「夫が待っているから帰る」「家族が帰ってくるからご飯を作る」など，事実とは異なる妄想を語っているのですが，書面に書き留めたり，なにかの加減でタイミングがあったりしたときだけ，真の悩みを打ち明けることです．私たちが，表面的な問題に対処しようと必死になったり，疲弊したりしているときには，真実の声が表れていないのです．

7）研究者の限界

　アルツハイマー病などの認知症の臨床研究をしている研究者は大勢いると思いますが，果たして，このような体験を自らしている研究者はどれだけいるのでしょうか？　現場の皆さんにこのような体験をお話しすると，「あぁ，私は夜勤のとき，こんな似た経験がある」などと不思議な体験談がたくさん出てきます．やはり，認知症の実際を学ぼうとすれば，現場の体験は非常に大事だと思います．研究者といわれる先生方も，「現場が大事だ」と事あるごとにいわれると思いますが，自分が体験していないことは，理解できないと思います．せいぜい，想像するだけでしょう．し

かし，想像しようとしても，どうしても自分たちが勉強してきたこと，研究でわかったことを念頭に理解し，それを基に想像するはずです．ですから，このような私の体験は「たまたま起きたこと」として，処理されたり，診断が間違っている，といわれてしまいます．

　その点では，研究者と，真の意味でこのような体験を共有できることは困難だろうと思います．やはり，実践に生きる人たちが，「認知症ケアの専門家」としてその地位が認められることが必要だろうと思います．しかし，研究と名がつくと，当然ですが，研究者がリードをし，実践家は，それに協力するだけとなってしまいます．認知症とともに生きる人たちの何人かが，自らを「認知症の経験の専門家」と名乗っていると聞いたことがあります．そのように，認知症ケアの実践にいる人たちが，低い地位に留め置かれるのではなく，「認知症ケアの専門家」と各分野からよばれ，そのような地位を得ることを期待しています．

7.　若年の会

1）ニーズの違いを理解していなかった

　ご本人同士が話し合う，「ひまわりの会」のことをお話ししました．しばらく経ったころ，生真面目な東沢さんが，奥さんを連れて参加しました．奥さんのチヨ子さんは，60歳になったばかりの若年性アルツハイマー病で通院中でした．このころは，そろそろ若年認知症が話題になっていて，若年性認知症の会が各地で始まっていたときでした．私は，多少，へそ曲がりだったかもしれませんが，その風潮に乗る気がせず，「若年の人たちだけがつらくて，高齢者はつらくない，ということもないだろう」と思って，特に，

若年と高齢者，というように分ける方針を取っていませんでした．
　当時，東沢さんは何とか進行を食い止めたい，とその方法を探っていました．ちょっとしたニュースがあると，私の外来でもいつも質問攻めでした．ですから，その調子で初めて参加したとき，いろいろな家族に聞いて回ったのです．しかし，「仕方ないのよ」「あきらめなさい」といわれ，１回だけチヨ子さんと出席しただけで，二度ときませんでした．
　若年性認知症の人たちや家族のニーズをわかっていなかった私の失敗でした．確かに，高齢の親を看ている人たちには，「年だから」という受容の仕方はあると思います．実際，「ひまわりの会」に参加している娘さんやお嫁さんたちはそのような受け止め方をしていた気がします．しかし，東沢さんは，60歳で同い年の妻のことを「年だから仕方ない」とはあきらめ切れなかったのです．そのとき，年代ごとに異なるニーズに気がつき，「あぁ，やはり分けるべきだ」と理解しました．そこで，まだ高齢者とよぶには早すぎる，60歳代前半までのまだまだ元気な認知症の人たちの会を作ったのです．

２）「先生，暗い暗い！」と笑われて
　若年性認知症の人たちの話し合いの会の第１回目には，7, 8名のご本人が集まったと思います．「ひまわりの会」の第１回目を思うと社会的な認知が広がったのか，思ったより多くの人が参加されました．やはり，ご自身でこられるような軽度の人はいませんでしたので，ご家族が送迎をされました．そのご家族たちは，別室でスタッフがリードをして話し合いを行い，ご本人のほうは，私が司会をすることになりました．
　50代から60そこそこの人たちが中心でした．最初に自己紹介

をした長谷川生さんは,「仕事ができなくなり, この 3 月で仕事を辞めました」と切実な自己紹介でした. 彼は, MMSE という検査のなかで,「病人にさせられている」「強制的に連れられてきた」という文章を書いて, 私がショックを受けた男性でした. やはり, 無理に参加させられている, という気持ちがぬぐえなかったのか, その後, 参加されることはありませんでした.

　ひと通り自己紹介が終わり, なにか私が話をしなければならない順番がきました. 実は「ひまわりの会」と違って非常に緊張して, プレッシャーを感じていました. 私が,「一生懸命やっているけど, なかなかあまりできないし…」のような歯切れの悪い挨拶をしていたときです. 端に座っていた, 当時 50 ちょっとの杉原さんという男性が「先生, 暗い, 暗い！」と大声で茶々を入れてきました. 私はまだ緊張していましたので, それにどのように反応してよいかもわからず,「まだ, 薬の作用も限定的だし…」みたいな医療の限界や言い訳をしていました. そうすると, 彼が続けて,「先生がそんなに暗いと, 俺たちスッゴク悪い病気になっちゃったと思うじゃない！」と, 笑っていったのです. そのとき, 私はなぜ自分が緊張していたのかがわかりました. 研修医のときから, 私を含め, 医師は「自分たちが病気を治す」と教えられ, そのように心に決め, 生きてきたはずです. だから, 治せない病気の人たちに囲まれると「何とかしなきゃ, でもなにができるんだろう」と医師としての使命感とできないことに対する言い訳が心に渦巻き, 自分で自分に多大なプレッシャーをかけ, 緊張していたのです.

　その男性に笑いながら, 声をかけられた瞬間,「医療者が治療を提供する」という考えは誤りで,「一緒に歩いていけばいいのかな」と, 気づきました. そう思うと, 急に肩の力が抜け, 気持ちが楽

になったことを覚えています．ですからその会では，だれが指導
することもせず，本人，家族，スタッフ，私たちが分け隔てなく，
運動をしたり，ウォーキングをしたり，楽しむことを重点に置き
ました．左官屋さんの奥さんが「えがおの会」という名前を提案
し，全員一致で決まりました．やはりここでも明るいネーミング
でした．後で奥さんがいったのは，「ここにきたときだけでも，笑
顔でいたいから」という言葉でした．やはり，普段の生活ではつ
らいことが多かったのだと思います．

3）話せないのではなく，話させなかった？

　「えがおの会」でも，さまざまな経験をしました．「えがおの会」
は，「ひまわりの会」を始めてから，数年経ってから始めました．
「ひまわりの会」の第1回目から参加していた，大畑桜子さんは，
最初こそ，散歩や卓球など一緒にできていましたが，段々，話が
うまく通じなくなり，1人でなにかに向かってしゃべり続け，と
きにだれもいない場所に向かって「バカ野郎！」など大声を出す
ことが増えてきました．そのために，一度入院もしました．段々，
疎通が困難（話が通じない，という意味です）になってきたため，
少し離れたところで，1人のスタッフが個別に対応するようにな
ってきていました．そんなときです．

　卓球などをして疲れると，最後に本人や家族，私たちスタッフが
一緒にお茶を飲んで，分け隔てなくいろいろ話すのですが，ちょ
っと会話が途切れて静かになったときです．「やっぱり，デイサー
ビスは嫌だった」と桜子さんが，ポツリと話し出したのです．ご
主人も周りのみんなもギョッとして彼女のほうをみました．普通
に話せるとはだれも思っていなかったのです．それも，「デイサー
ビス」なんて言葉を使うなんて，信じられません．さらに「お父

さんが行け，というから仕方なく行った．行くしか仕方ないかな，と思って…」と続けたものですから，今度は，ご主人のほうがあわてて，「なにをいっているんだ」「今日は（話せるなんて）調子いいな」などとごまかして，笑いを取ろうとしていましたが，みんなでシーンとしてしまいました．言葉はそれだけで，それからはまた，独り言ばかりでしたが，「何で話せたんだろう，でも，私たちが本人の話を聞こうとしていなかったのかもしれない」と重苦しい雰囲気のなかで思いました．

　初回のとき，「先生，暗い，暗い！」と突っ込みを入れた冗談をよくいう杉原さんは，能面を彫るという珍しい趣味をもっていましたが，緑内障の治療がうまくできず，片方の視力がほぼない状態でした．いつも素敵な奥さんと一緒に参加し，楽しそうにしていました．数年たって，会の終わった後に，「夜に大声を出したり，私のことがわからなくなって，暴れた」などと奥さんがスタッフに相談することが増えてきました．介護保険を申し込んで，デイサービスを試しましたが，若いということもあって，なじめないのか，「大声を出すので，周りの利用者が怖がる」などとデイサービスからいわれるようになってきました．どのようなタイミングで，杉原さんが話し出したか，忘れましたが，本当にまともな会話はできなくなってきていて，いかにデイサービスをうまく使うかを奥さんや他の参加者と話していたときだと思います．

　杉原さんが，「まりこに置いて行かれた．ポツンと置いておかれて，二度とこないと思った」と何の脈絡もなく，静かに話し出したのです．奥さんの下の名前も知らなかったので，一体何のことだ，と思いましたが．奥さんが，「この前，別のデイサービスのお試しで，送って行ったときのことだわ…」といったので初めて，デイサービスに連れていかれたこと（表現は悪いですが，本人は

そうとらえていたのでしょう）奥さんが自分を置いて出て行って
しまったことを話していることがわかりました.

　大畑さんと同様, その後はやはり会話はできず, 数か月後には,
なにかみえないものに向かって怒鳴ったり, 夜間, 奥さんを叩い
たりして, 入院になってしまいました. 会話らしい会話はそのと
きが最後でした. ただ, 何で急に話せたんだろう, という疑問と
私たちの態度のせいで, 話せることができるのに, 話すことがで
きなかったのかなど, いろいろ悩むことになった苦い思い出です.

4）早期認知症の人たちの会「花ぼうし」を作るきっかけ

　最近は, もの忘れ外来への抵抗感がかなり減ったのか,「ちょっ
ともの忘れが心配」という程度で, 自ら受診される人が増えてい
ます. そのなかには, 40 代, 50 代という現役で仕事をしている
世代の人もいます. いまから, 15 年ほど前から, 頭部 MRI のデー
タを統計的に処理して, アルツハイマー病の初期から萎縮を認め
る部位の変化の度合いを数値化する解析ソフトを利用したり, 脳
血流検査で, アルツハイマー病になる一歩手前から, ある部位の
血流が低下する傾向があることを利用して, 早期発見に役立てた
りする手法を使ったりすることが増えました. しかし, 臨床診断
には限界があり, 通常の MMSE とよばれる問診の検査でほぼ満点
のような人の早期診断には限界があります. 現役世代のほうが,
非常に早期の段階で受診をされるのには, 以下のような理由があ
るのではないかと思います.

　特に社会的な活動をしなくなっている高齢者の人の生活は, 比較
的決まった行動が多いと思います. 女性は調理という複雑な仕事が
ありますが, それにしても, 長年, ご主人と 2 人暮らしであれば,
2 人分のご飯を炊いたり, いつも決まったスーパーに買い物に行っ

たりする行動は，ほぼ毎日同じようなパターンです．特に家事をしない男性であれば，なおのことです．アルツハイマー病の進行の度合いを評価するスケールにFAST（Functional Assessment Staging of Alzheimer's Disease）というものがあります．1から7まであり，1は正常，7は寝たきりです．真ん中のFAST4はどの程度かというと，「複雑な仕事の遂行が困難となる」とあり，例としては，「来客の食事の準備」などが挙げられています．たまに高校生のお孫さんがくるから，普段作ることがない，ボリュームたっぷりのハンバーグを焼いたり，慣れないサラダを盛りつけたりしようとするとぼろが出るというくらいです．逆にいうと，長年やってきたように，毎日，旦那さんと2人分のご飯を炊いて，お味噌汁を作る，というワンパターンな生活なら可能ということになります．

　ですから，真ん中より，少し進んだころになって，初めて，「何か調理の味つけが変」などと，やっと気づかれるようになるわけです．ところが，現役世代は，複雑な仕事をこなし，変化に富んだ活動をしなければなりません．そのようなとき，ちょっとした認知機能の低下でも「なにか，おかしい」と早く気づくのではないかと思います．早期の若年性の人が多いというよりは，若い世代の人たちのほうが，認知機能をフルに使って生活をしているために，ちょっとした認知機能の低下でも，早期に気づくことが多いのだろうと思います．ただ，このような早期の人ほど，診断が困難で，検査上，「アルツハイマー病の可能性はあるが，はっきりわからない」という説明しかできないことがあります．ですから，このような人がこられると，説明に難渋することになります．

　これも，後悔しても悔やみきれない人のお話しです．ある日，50歳前後のキャリアウーマンが受診をされました．いまお話した

ように，ご本人しか気づかないような認知機能の低下で，MMSE
などの口頭で行う検査では，ほぼ異常はなく，頭部 MRI（VSRAD），
脳血流検査などを駆使した最新の検査をしても，微妙な変化があ
るかどうか，というレベルでした．このような場合，医師からの
説明も歯切れが悪いものになり，かえって本人を不安にさせるこ
とがあります．その人も，随分細かく説明をしたつもりですが，
毎週のように外来にきて，「結局，私は病気なんですか？」「これ
からどうなるんですか？」と同じような質問を，毎回，延々とし
ていました．大体，日本の医療保険制度では，数分に 1 人くらい
の割りで患者さんをこなさないと（失礼ですが，これが実感です），
経営的にも成り立ちませんし，もしも 1 人に 30 分もかけていた
ら，新規の人たちの受診を抑制することにつながり，ひどいと半
年待ちなんてことになりかねません．

　だから，不安はわかりますが，毎回，繰り返される同じ質問に
ある日，イラッとしてしまい，つい「脳の中身まではわかりませ
ん！」「経過を診るしかないんです！」と強くいってしまいました．
彼女が黙って帰った後，ハッとしましたが，もう後の祭りでした．
たぶん，もうこなくなるのでは，という予感が的中し，二度と私
の外来にくることはなくなりました．そのとき思ったのが，医師
が外来で長時間お話しを聞くことは不可能に近いことですし，た
とえ，それができたとしても，そもそも，私たち医師は，脳の画
像，検査については知識を身につけることができますが，彼らの
感じる生活上の困難はわかりません．

　そこで，このような超がつくような早期の人同士が，情報交換
をする場を作ることはできないかと思い立ちました．いままで，
実際に集まっての話し合いの会はいろいろやってきましたが，現
役世代の人が多いのであれば，スマホを使うことにも慣れている

だろうし，彼ら同士が，いろいろ話し合いや相談をし合うことはできないか，と考えたのです．そうすれば，いまのような人が外来にきたとき，「医学的には，ここまでしかわからないが，同じような人たちのグループがあるから，そこでいろいろ相談してください」と，超早期や早期の認知症の人たちの会を教え，そこでサポートをしてもらおうと思ったのです．

　私自身は，フェイスブックも，ラインもしませんので，よくわかりません．そこで，詳しい人に聞いて，そのようなアプリを調べました．しかし，外来で対象になるような人に声をかけても，「あれば入りたいです」といってくださるものの，一歩進めて，「では，管理者になっていただけませんか？」とお願いすると，さすがに，荷が重いようで，だれも引き受けてくれません．そんなことが，2,3年続き，なかなか始められませんでした．

　なぜ，管理者は私ではなく，ご本人に，ということにこだわっていたかというと，私が管理する会ではなく，ぜひ本人たちだけのグループにしたかったのです．理由は簡単です．もし，私が運営の管理者になれば，私への悪口はいえなくなります．いえないまでも，お世話になっているということで，言い難いでしょう．私も，人間ですから，たとえば，「今日の水野先生の言い方はひどかった」など，ご本人たちだけで，文句を言い合うことがあってよいはずです．ぜひ，その権利は保障したかったのです．

　結局，ご本人たちだけの会や，スマホを使ったネット上の会はできず，私やスタッフが会場をセッティングしての会を立ち上げました．最初は，病院内の1室を使いましたが，ネットができないのであれば，いつかは，病院外でやれるようにしよう，ということが次の目標になりました．病院でやっている間は，やはり，「水野先生にお世話になっている」という感覚が残るし，「病院の

患者」という立場から脱することはできません．しかし，本来は，彼らは，社会の中で生きているのです．本当は，患者としての側面ではなく，社会の中で生きている側面を全面に出すためには，公共の場（市役所やコミュニティセンターなど）で会を運営したかったのです．

　それから，2年ほどしてやっと，市の支援事業で一宮駅の公的スペース（市民ならだれでも申請すれば無料で使えるスペース）を見つけ，申請をし，毎月使えるようになりました．そこでも，まだ，私と病院のスタッフが事務手続きなどで同行しました．いつの間にか，しっかりした男性（若年性アルツハイマー病）が，司会役を務めるようになり，私たちは裏方に回りました．さらに，徐々に一般市民のボランティアを募って，限りなく，本人による本人たちの会を作るため，関係各所に挨拶などしている間に，事情があり，病院を離れましたので，私との関係はそこまでとなりました．望むべくは，私が抜けたことで，代わりの医療者が入るのではなく，一般市民がサポートに入ってもらえたら，と思っています．

5）初診は「2週間以内に診る」にこだわる理由

　前項で，長時間の診察は親切である一方，初診の人がすぐ受診できず，ひどいと何か月待ちになってしまう，という話をしました．医師によっては，「ついに，私の病院のもの忘れ外来も5か月待ちになりました！」とうれしそうに，ニュースレターなどに載せる人もいます．いかに自分が世間から認められ，人気があるんだ，ということがいいたいのかもしれません．私は，勤務地が変わったいまも，絶対，初診の場合は，2週間以内に診るべきだ，と思っています．そう，心に決めた，非常に重い失敗についてお

話しします.

　以前は，私たちのもの忘れ外来も，ともすれば2か月待ち以上になることがありました．当時は，慎重に診察をすれば，午前にお1人，午後にまた1人という具合の予約の取り方になり，それで予約が長引くのは仕方ないと思っていました．先輩などが，「専門家がじっくり診察をすれば，そのくらいの時間が必要」と話すのを鵜呑みにしていたのだと思います.

　そのようなときです．長谷山ふさよさんというよくしゃべる女性とお嫁さんが受診にきました．初診の予約を取るのに2か月待ったとのことでした．ふさよさんは，ずっと脈絡なく話し続け，お嫁さんもうんざり，という感じでした．話がどんどん飛ぶので，なかなか診察が進みませんが，いつごろ，どこの病院に受診したのか，どのような薬を飲んでいるのかなど，ほぼ正確に答えることができ，情報提供書にある「長谷川式スケールが，10点」というほどの認知障害はないだろうと予想がつきました．情報提供書にはアルツハイマー病とありましたが，もしも，10点くらいのアルツハイマー病であれば，実行機能障害といって，髪を洗うとき，シャンプーと石鹸を間違えたり，洋服の着方がおかしくなったりする障害が現れるころですが，まったく生活能力は自立していました.

　長谷川式のスコアのような口頭の問診では，点数が低かった，というだけで，重度だといえないことがあることを知っているべきです．うつのような元気のない人，投げやりな人，怒って答えようとしない人，そして，この人のように，何らかの躁状態などで，集中に欠け，質問に答えるというよりは，自分のいいたいことばかり言い続けるタイプでは低い点数になることがあるのです．ですから，10点だから，一律に重度と判断することは，必ず

しも正しいとはいえません．しかし，前の医師は，10点という点数の低さと「怒って困る」という家族の訴えから，アルツハイマー病が進行して，重度化したと判断し，よく使われるアルツハイマー病治療薬の最大量を処方していたのです．コリンエステラーゼ阻害薬とよばれる，現在もっとも多く使われているアルツハイマー病治療薬はアルツハイマー病の人の集中力や注意力を高める作用があります．だからこそ適切に使用し，効果が表れると家族は「いままでなにもしなかったのが，新聞を読むようになりました」など，意欲の向上という形で感じる場合が多いのです．

　しかし，集中力，注意力の向上が，夜間の覚醒（不眠）や，過活動（多動やイライラ）という負の作用として出現することがあります．薬剤量が増えるとともに，このリスクは増えますから，増量時には，これらのリスクを本人，家族に伝え，もしも起きたら，減量するか，中止するように伝える必要があります．そして，覚醒を促すのですから，朝に投与するのが，通常で，夜間に投与することはよほどの理由がない限りあり得ません．

　しかし，ふさよさんには，最大量のコリンエステラーゼ阻害薬が処方されており，それもなぜか寝る前に飲むように指示がありました．なにか理由があったのかと聞いても，「わかりません，最初からその指示でした」とのことでした．まだ，少ししか診察をしていないときで，当然，頭部 MRI や脳血流検査などはしていないときでしたが，認知障害はあっても，軽度で，おそらく不眠や多弁，興奮はアルツハイマー病治療薬の増量によるものだと思われました．その日からいったんそのお薬を中止してもらい，2週間後にきたときには，まだ，多弁はありましたが，不眠は改善し，怒ることは減っていました．

　これは，私の手柄話をしているわけではありません．実はこの

人は，この多弁，興奮，不眠のために，ご主人が介護に疲れ，つい先月，自死を遂げていたのです．私は，初診でその情報を予診をしたスタッフに聞いていましたので，ご本人を診た瞬間にショックを受けました．症状にショックを受けたのではありません．そこそこの知識のある医者なら，数分で見当がつき，解決するようなことなのに，2 か月も待たせたことによって，人が 1 人死んでしまったという，重すぎる事実に限りないショックを受けたのです．よく，初診には 2 時間かけている，などという専門医もいます．逆にいうと，予約を取る場合は，2 時間の余裕がないと初診を受けないということです．やり方は人それぞれですから，それについていろいろいう気はありません．ただ，ちょっと見ただけで，救えるような人もいることも事実です．

　悲しかったのは，お嫁さんたちは，薬の副作用と知らされることもなく，前の医師の指示に従って，必死に介護をしていたことです．私からみれば，いらぬ苦労をして，その末，ご主人が自死してしまっているのです．これは，単に失敗といってすまされることではありません．全国の認知症専門外来をしている医師に知っておいてほしい悲しい出来事です．時間をかけてていねいに診察をしたり，研究発表のために多くの検査をしたりして，質の高い医療を提供する意義は理解しているつもりです．しかし，一方で，それらのために受診者の人数が制限されると，このような悲劇が起きるということです．

　私は，偶然このような例に出会い，初診に時間をかけることのメリットの陰で，待ち日数が増えるとこんな恐ろしいことが起きると知りましたが，ほとんどの専門家は，受診を長く待たせている間に，介護破綻，虐待，介護殺人などが起きていることを知らないまま日々を送っているでしょう．なかには,「早くみてほしい」

といわれればすぐに診ているという反論もあるでしょう．確かに，私の外来でも，以前は，予約を受けつける場合は至急か，どうかを聞いていました．しかし，この方法には，最大の落とし穴があります．あくまでも「大変です！」と自己主張できることが前提なのです．実際は，限界まで頑張り，疲れ切って，やっとすがるような思いで予約をしてくる人たちは，電話口で「3か月先で…」などといわれた瞬間，「もうだめだ」と絶望し，強く訴える気力などないのです．

　そのような自分の抱えている困難を訴える気力も失っている人を救うためには，いかなる人も「2週間以内には診察をしてもらえる」という安心感を提供することが重要だと思っています．この出来事の後は，予約が2週間以内に取れるように，随時，診察枠を増やすことにしており，日によっては1日に私1人で6人の予約枠を作っていたときもあります．

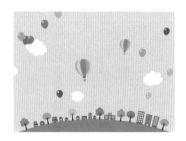

第 3 章
検査の限界
治療とはなにか？

1. 治療の評価としての MMSE

　前章では，長谷川式スケールも使い方を誤ると軽度の人も重度と判断されてしまうというお話をしました．とはいっても，長谷川式スケールや MMSE という口頭で行う神経心理検査は，日常診療とは切っても切り離せない関係にあります．さて，ここでは，このようなツールを用いた評価についての私の失敗や反省したことをお話しします．

　認知症に限らず，私たち臨床医は，何らかの指標を用いてお薬の効果を評価しています．血圧が 150 台の人に，降圧剤を処方し，120 台くらいになれば，効果があったと判断するように，何らかの目安をもっています．認知症については，スクリーニング検査である長谷川式スケールや MMSE などで，認知障害の有無とその程度を評価することが多いため，経過をみるときもそれを使う人が多いと思います．もっと詳細なものもありますが，詳しければ，詳しいほど，時間がかかり，使いたいときにすぐ使えず，使い難くなってしまいます．普通はスコアが，たとえば 20 点から 23 点に上昇すれば，お薬や，適切な運動やリハビリの効果があったと考えますし，高い点数であればあるほど，認知障害は軽度と評価されます．しかし，実際の臨床現場では，そのような点数だけで

68

認知症の程度を評価していると大きな失敗を犯すことになります.

　70歳の大山雪正さんは, 会社を経営しているワンマンな感じの人でした. 奥さんと2人暮らしで, 離れに次女さん夫婦が住んでおり, 奥さんが経理, 次女夫婦が仕事全般を受け持って, サポートしていました. 雪正さんが, 仕事上のミスが多くなっているということで, 奥さん, 次女と一緒に受診され, 種々の検査の結果, 軽度のアルツハイマー病と思われました. 通常, アルツハイマー病治療薬を開始すると, 4か月か6か月くらい後に, 現在のお薬が合っているか, 量はこのままでよいか, などの評価のためにMMSEなどの検査をします. 確か, 2回目か3回目の検査を心理の先生にお願いしたときでした. 何回かしていたので, あまり詳しく説明をしなかったせいかもしれませんが, 心理の先生が検査をしている途中に, 急に怒り出して, やめて帰ってしまいました. その日以来, こなくなってしまいました. 拒否なくできていたときの点数は正確には覚えていませんが, 顧客との対応や, 生活自体は十分自立していましたので, 検査上は, 軽度といえるレベルだったと思います. 怒って帰った後で奥さんが, 最近の様子を教えてくれました. それを聞いて, 私は, 点数を用いて軽度か, 中等度かなど評価していることの限界を知り, 反省しました. 実は毎日のように, 「死にたい」「青酸カリ買ってこい」と奥さんにいうらしく, ほとほと困っていたのです. 最近では, 「もの忘れがひどい, 人前で, 忘れるのをみられるのが, 怖い」といって, ほとんど外出もしなくなったといいます. こわもての顔つきで, 堂々とした社長然とした風貌からは考えられない様子です. いわゆるMMSEなどでは, 軽度と評価される人も, このような苦しみを感じているのか, と思った話です. その後, 注意していると相当軽

度ないし，早期といわれる人もそんな苦しみを感じていることを
知りました．

　「迷惑をかけるから，追い出してくれ，（どこかに）預けてほし
い」という 76 歳の女性や，「バカになったから，人に会いたくな
い」といって部屋にこもっている 80 歳の女性，などなど，挙げ
ればきりがありません．ここに挙げた人たちは，ほとんど MMSE
は正常域に近い人たちであり，通常は，軽度（病状が軽い）と診
断されている人たちです．いまでは，MMSE が正常域でも，最新
の画像検査などを用いて，典型的な所見がみられれば，アルツハ
イマー病として積極的に治療を開始しようという流れがありま
す．そのようななかには，MMSE が，28 点というほとんど健常レ
ベルの人もいましたが，やはり，家族に聞くと「変なことをいう
と困るから，人と会いたくない」などと家にこもってしまうなど，
とても，「症状が軽い」といえないような人たちがいます．それを
うつ病だという人もいますが，このような訴えを聞いていると，
抗うつ剤で治療できるようなうつ病とは思えません．認知症自体
に苦しんでいるのですから，認知症と切り離すことができない状
態だろうと思います．

　ということは，これらの苦悩についても，私たち医師は対処し
なければならないのだろうと思います．だからこそ，「1 年に一度，
頭部 MRI（VSRAD），脳血流検査や MMSE だけを用いて評価をす
ればよい」，という考え方は間違っていると思うのです．医師が用
いる「治療」という言葉が適切かどうかは，わかりませんが，私
たちが対処すべき対象は，決して「長谷川式スケールや MMSE の
点数の改善」ではなく，これらの悩みを抱いて生きている人だと
思います．これら，正常域ともいえる認知障害でありながら，絶
望を感じている人たちから，それを教えられたと思っています．

2. 検査の限界

　早期の認知症の人たちの会「花ぼうし」のことを，お話ししました．なかには，コンビニや土木関係の現場で働いている人もいました．このようにいうとほとんど問題のない人かと思うでしょうが，まだ働いている人でも，出席の予定になっていたのに，こなかったり，逆に相当早くから待っている人がいたりしましたから，結構，仕事では大変だったのではないかと想像します．しかし，このような人でも，MMSE などの検査をすれば，数個のミスがあるだけで，認知症といえるかどうかわからないレベルでした．私たちは，やはり，診察室の中での姿しかみることがないので，つい，検査でほとんど問題がないと（たとえば，MMSE：28 点など），日常生活上ほとんど問題のない人と思ってしまう傾向があります．

　過剰診断という言葉がありますが，これは，病気ではないのに早期診断をあせるために，病気ではない人を病気として治療対象と見なしてしまうことです．早期診断には，常にこの可能性が付きまといますし，かといって，だれがみても明らかな認知症とわかるまで診断をしないというのも，確実とはいえ，初期対応の時期を逃すという点では，一定の責任があるでしょう．そのバランスは常に問題となります．以下は，限りなく問診の検査上，正常域なのに，実際は，日常生活でここまで困っていたのかを知った私の失敗談です．

3. 検査データではわからない困り事

　羽田武夫さんは，自ら認知症ではないか，と心配してこられた

人です．現場で重機を扱っているということでしたが，日焼けも
目立たず，ポップス歌手のような長髪で若々しい人でした．60歳
手前だったと思います．通常の30点満点の検査では，3つ記憶し
ていただく検査で1つミスをしただけで，気にしすぎではないか，
と思いました．

　そのころ，羽田さんは，「自動車の運転が，へたになった」「方向
感覚もおかしくなってきた」などということを外来で話していまし
た．しかし，ほとんど検査上，問題のないレベルであり，気にしす
ぎだろうと思っていました．頭部MRI（VSRAD），脳血流検査などは，
1割負担の人で，約1万円かかりますから，3割負担の羽田さんに
は，高額でした．採血や，頭部CTなどの最低限の検査だけをしたの
ですが，結果を聞きにくるのも，なかなかできず，受診は，数か月
に1度くるか，こないか，という状態でした．

　これは，忘れていたということではなく，派遣で土木関係の現場
に行っていたので，その日にならないと仕事か，休みかがわからな
かったのです．奥さんもパートをしていましたから，仕事を休むの
は，困難でした．そんなことをしている間に，1年以上経ってしまい
ました．

　脳血流検査などができなかったのは，高額というだけではなく，
このような事情もあったのです．たまにこられるときに，様子を
聞くと，実際の仕事ではかなり支障が出ていることがわかり，
MMSEなどの神経心理検査では，正常域にありましたが，臨床上，
アルツハイマー病だろうと診断を下し，説明のうえ，投薬を開始
しました．たまに，予定が合い，受診できたときに，実施するMMSE
では，いつも27点くらいでした．いくつか羽田さんが当時私に
話してくれたエピソードを紹介しましょう．

　現場仕事は，時々，県外への出張がありました．重機の操作は，

ミスがあると大事故になりますから，やめていました．県外の現場で働いていたときのことです．現場で，指示されたことを忘れるなどミスが多いので，ひとりだけ新幹線で帰れといわれ，帰ってきたそうです．新幹線の座席に荷物を置いて，トイレに行った後，自分の席がわからなくなってしまったようです．チケットは持っていたようですが自由席だったのか，まったくわかりません．車掌さんに「僕の席はどこですか？」などと聞くわけにもいかず，結局，端から端までずっと探していたようです．高齢者なら，なにか困っているのですか，と声をかけてくれる人もいたかもしれませんが，羽田さんは，40代といってもとおりそうな若々しい人でしたから，「おかしな人」と思われたことでしょう．現場での仕事の帰りも，いつも，近くまで車で送ってもらい，そこから歩いて借り上げてあるアパートに向かうのですが，毎日，迷っていたそうです．これらを恥ずかしそうに話す彼をみて，「こんなに大変なのか」と今更ながら思いました．

4. 悲しい希望

　次は，小林咲子さんという50代前半の女性の話です．初めて受診されたときは，パソコン教室の先生をしていたくらいですから，MMSEなどをしても，ほとんど満点だったと思います．頭部MRI（VSRAD），脳血流検査などでも典型的な所見はなく，経過観察としていました．高齢の両親と暮らしており，父親は何らかの障害があるようでした．

　数か月後に，また，おひとりで受診し，「父親が診断書をもらってこい」というのできた，という不思議な訴えをされました．MMSEでは，年月日を答える部分と，3つの単語を覚える部分に

3つほどミスがありました．それでも合計点は，27点ですから，正常域といってもよい状態でした．何の診断書ですか，と聞いても要領を得ません．なにか予感がして，相談員をよび，訪問して両親に事情を聞いてもらえないか，と相談しました．包括支援センターのスタッフと一緒に，相談員が訪問していろいろわかりました．本人しか受診していなかったため，家での様子がわからなかったのですが，そのころには，掃除機や洗濯機もうまく使えなくなっていたようです．

　父親は，脳梗塞で寝たり起きたり，という状態でしたが，自分の娘が認知症ではないか，と気づいていたようです．そして，自分たちの身になにかあったときのために，「自分は，認知症です」という診断書をもらっておけば，身を守ることになるのではないか，と考えたそうです．寝たきりに近く，自分で病院に行って医師に実情を説明できないために，素人ながら必死に考えた手段が「診断書をもらってこい」ということだったのです．自分の亡き後の咲子さんの行く末を考えていた親の愛と私の診断能力の低さを思い知ったときでした．

　咲子さんに，「これからなにかしたいこと，希望はありますか？」と聞いたところ，「友達がほしい」ということでした．昔の友だちたちは，連絡先もわからなくなってしまって，会うこともできないし，毎日年老いた両親としか顔を合わせる相手がいないので，だれかと話す時間がほしい，とのことでした．何と悲しい希望かと思いました．そして，そのころにはすでに，「仕事をするデイケア」を立ち上げていましたので，すぐそこにお誘いして，編み物をしたり，他の女性たちと，お茶を飲んだりしてすごすことになりました．

5. 本人の気持ちはわからない：「わかった気になる」危険

いまの話は，検査上，ほとんど正常か，せいぜい境界域にある軽度の認知障害と診断するような人が，実際の場面では，こんなに苦労をしていた，という例です．次は，同じく軽度の人ですが，私たちが感じるもの忘れとはまったく違うことに気づいて反省したお話です．「花ぼうしの会」では，一見，普通の中年の男女と話しているだけですから，つい，調子に乗って，軽口をたたいてしまうこともありました．明らかな失敗とはいえないかもしれませんが，私としては，わかったつもりで話していたことを恥じたことがあります．

よく，認知症の人たちのもの忘れは，特に軽度の場合のそれは，私たちにもあるから，「一緒だ」という人がいます．確かに共感は大事ですが，私もつい調子にのって，「そんな勘違いは，自分もあります」などといってしまい，失敗した話です．

咲子さんと話をしていたときのことです．なにかの拍子に，彼女が「最近，漢字が出なくなりました」というのです．確か，年賀状か，はがきを書こうとして，漢字が出ない，ということをいっていたのだと思います．笑顔でいっていたので，つい，「私たちも，パソコンばかりだとわからなくなりますよ」と軽くいってしまいました．

その後，彼女は，真顔で「うーん，それとは，ちょっと違う感じ」といったのです．たったそれだけのことで，すぐ別の話題になったのですが，やはり，彼女たちが感じている世界や困り事は，認知症のない私たちに簡単にわかる世界ではないのだろうな，安易に「わかる，わかる」などと相槌など打つべきではない，と思いました．

6. MMSE での後悔

　長谷川式スケールや MMSE の点数だけをみて，診療をすべきで
はないと話してきましたが，どうしても，評価の一面としては，
これらを避けて通ることはできません．しかし，受ける側の人か
らみれば，自分の能力の低下を直面させられるのは，長谷川式ス
ケールや MMSE などの認知機能検査を受けるときが最たるもの
でしょう．その点では，苦い思い出がたくさんあります．
　「えがおの会」の第 1 回の話し合いに参加した長谷川生さんは，
最初に受診したときは，まだ会社に勤めていました．診察ではあ
まり話さず，奥さんのほうが，「これからどうなるんですか！」な
ど毎回，私を問い詰めるような感じでした．黙って聞いている当
の本人との間に立って，長女さんが調整役をしている状態でした．
そのようなとき，数か月に一度の頻度で行っている MMSE のなか
の「文章を書いてください」という項にある文をみて，何と説明
してよいかわからなくなりました．そこには，「病人にさせられて
いる」「強制的に連れられてきた」「病院に行きたくない」という
文章が強い筆跡で書かれていました．怒りをぶつけて書いたのか
もしれません．
　お寺の奥さんの堀川直美さんは，病院が嫌いで日ごろはお嫁さ
んがきていました．以前は，お経を近所の人たちと毎日のように
一緒に読んでいたのですが，それもできなくなって，最近は庭掃
除をするくらいで，やることもなく，日を送っていました．病院
が嫌いで，普段はお嫁さんだけがきていましたが，それでも，半
年に一度程度，MMSE で経過をみるときには受診されていました．
終わると大抵怒ってしまい，お嫁さんによると検査をやった日は，
1 日中怒っていて，「馬鹿にされた，馬鹿にされた」といって機嫌

が悪いそうです．あるときは，1週間くらいずっと続いて，薬も飲まなくて困ったそうです．その日の検査はというと，30点満点中，20点で，3つの言葉を思い出すところと月日はゼロ点でした．記憶は評価上，ゼロ点なのに，1週間も検査で「バカにされた」ことは覚えているというのも不思議なものです．同じく80歳の女性で，きちんとした身なりで上品な五嶋千恵子さんは，検査の後で，「落第ですわ，小学校1年生でもできるようなことが，できないなんて情けない」といって，涙ぐんでいました．ご主人と2人暮らしでしたが，洗濯や掃除など家事全般をそつなくこなしており，たかが検査が多少できないことで，ここまで落ち込ませてよいのか，と疑問に思った例でした．

　このような検査をするからでしょうか．ある女性は，息子さんによると「字を忘れるのが，嫌なのか，よく新聞の折り込みチラシの裏に，漢字を書いているんです．自分の名前が多いです」とのことでした．なにかしら，漢字など出てこないので，練習する人はいますが，特に自分の名前を何度も何度も忘れないように書いている，という姿に哀しさを感じます．

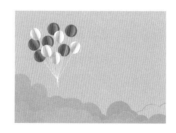

第4章
なにがよいのか？

1. おとなしくしていないで，威張っていて

いま，長谷川式スケールやMMSEなどの尺度を使って，認知症の程度を評価するなかで体験した失敗談をお話してきました．これらの尺度で，高得点であることが，「よいこと」であり，段々低下していくと，認知症が進行したと考えます．しかし，なにをもって「よくなった」とか「調子がいい」と考えるかは，結構難しい問題だと思います．医学的には，認知障害が軽度であるか，改善することがよいことと定義されるでしょうが，ご家族やスタッフの想いはやや異なるものがあり，結構，胸にしみる言葉を経験してきました．

堀井伸二さんは，長年，時計店を営んでいました．修繕なども していましたが，数年前から，もの忘れに加えて，修理などの作業に支障が出るようになり，受診するころには，店を閉める相談をしていたようでした．運悪く，奥さんが近所の病院に入院し，そこに毎日行こうとするのですが，自分で行けず，娘さんがたびたび送っていました．娘さんによると，レジもできないし，新聞もなにが書いてあるかわからない，ということでした．初診では，どうしても，最近の出来事や年月日を聞いたり，こちらの指示どおり体を動かしてもらったりして，認知能力のチェックをします．

堀井さんは，私の前で恐縮したような感じで，一生懸命答えてくれました．予想どおり，中等度以上のアルツハイマー病と思われました．診察がひと段落つきそうなときでした．黙ってみていた娘さんが，大きな声で堀井さんにいいました．怒鳴った，といってもよいような感じでした．「もっと，いばっていてよ！」「こんなに小さくなって！」と叫んだのです．それでも，堀井さんは，小さくなって，申し訳なさそうに座っているのでした．落ち着きを取り戻したのか，娘さんも静かな声で，「情けないですよね」といって，2人で出ていきました．そのときの雰囲気から想像すると，「認知症になって情けない」ということではなく，「認知症になったからって，小さくなっていないで」「昔みたいに，怒りまくって，いばっていてよ」という心の叫びだったような気がします．おそらく，昔は景気もよく，商店街の人たちと，飲み歩いていたのかもしれません．そのころは，いばり散らしていて嫌いなお父さんだったのかもしれません．

　しかし，自分よりずっと年下の医者の前で，小さくなって，汗を拭きながら，しどろもどろに答えている姿に腹が立ったのだろうと思いました．私は，病院に入院したり，施設に入所したりする人たちのご家族の姿を長年みていて，ご家族は，てっきり「静かにしていてよ，問題を起こさないでいてほしい」と願っていると思っていました．しかし，この娘さんの怒りから，静かにしているより，もっと偉そうに，威張っていて，という複雑な気持ちがあることを知りました．

2. 「できる」「できない」より，大切なもの

　典型的なアルツハイマー病の場合，長谷川式スケールなどで，

低得点になっていく過程で，最初はもの忘れだけだったものが，段々，実行機能といって，調理や畑作業など，いままで慣れていたはずの作業でさえ，段取りが悪くなったり，作業の順番を間違えたりして，上手くできなくなっていきます．

　78 歳の中町さとさんは，ご主人と 2 人暮らしでした．ご主人は，以前，軽い脳梗塞を患っていて，右半身がやや不自由です．そのため，さとさんは，いつも服を着るときに手伝ったりしていました．しかし，さとさんの認知症が進み，家事だけではなく，ご主人の介助もできなくなっているのに，やろうとしてケンカになることが増えました．それどころか，洗濯機に水を入れないで回したり，炊飯器にお米も入れないで，スイッチを入れたりするようになり，ご主人が止めようとすると怒ってしまうので，ほとほと困ってしまいました．娘さんは，ケアマネジャーで当然介護保険のことは熟知していましたが，いざ，両親のこととなると，なかなか申請ができずに，そのままになっていたようです．ある日，さとさんが洗濯機に靴を入れようとしたため，止めようとしたところもみ合いになり，ご主人が腰を打って，動けなくなってしまいました．さすがに限界と感じ，娘さんと相談し，介護保険を使えるようになるまで，一時，入院させようということになりました．

　ご夫婦間で，ケンカが絶えず，そのどちらかが，入院になった場合は，あまり面会にこないのが常です．案の定，あまりご主人は顔を出しませんでした．手続きはすべて娘さんがしていました．2 週間ほど経ったころ，だいたいご家族に入院後の様子を伝えることになっています．やはり，娘さんだけがこられました．病院では，当然，洗濯機などはありませんから，特に問題なくすごしていることを報告した後，娘さんが「実は…」と話し出しました．

実は，私が気づいていなかっただけで，ご主人は毎日のように病棟にきていたようです．

　しかし，なぜか，壁の陰から隠れて本人の様子をみて，洗濯ものなどをもらって帰っていたようです．話の最後にご主人の漏らした言葉を教えてくれました．「『なぁ～んにもできんけど，ここでは，いっつもニコニコしているなあ』と，お父さんがうれしそうに話していました」と教えてくれました．プロである彼女が，涙声で話されたことを覚えています．「なにもできないけど…ニコニコしている」ことがうれしいといった言葉に，私たち医師が病気の進行，悪化を評価することとは，まったく違う世界があることを知ったときでした．もう少し続けます．

　第1回のひまわりの会に参加されていた大畑桜子さんが，段々，家事ができなくなり，お風呂で体を洗うことも難しくなったため，デイサービスに行くようになったときの話です．ご主人は，中町さんのご主人と同じく，笑顔で「何にもできんでも，笑顔が増えただけいい，本当に助かっている．2週間前はどうなることかと思った」と，ケンカが絶えなかった少し前のころのことを振り返って話してくれたことがありました．「えがおの会」でも，「本当に，人と話すようになった．谷山さんの家族の会話に入っていって，普通のおばさんがするように…自分から，話しかけているし」といったスタッフの言葉にも，医師として抜け落ちているところを突かれた気がしました．すでに，家事も，体を洗うこともできなくなっているのに，「自分から他の家族の会話に（普通のおばさんのように）入ろうと話しかけている」ことをもって，「よくなった」というのです．

　確かに，本当はこれこそが目指す姿ではないのか，と思いました．2人の夫たちの言葉を振り返ると，なにかができる，できな

くなった，というよりも，もっと深い意味があるんだな，と教えられました．できなくなった，ということより，それによって本人がイライラしていることがつらいのであって，できるようになるより，ニコニコすごしている姿を見ていたいのか，と思いました．

3. 困らされていても，元気がいい

　今度は，病棟スタッフの気持ちがわかっていなかったという私の失敗です．

　認知症の専門病棟の雰囲気は，向精神薬を過剰に投与せず，ある程度自由にしていてもらえば，ステーションの電話を触ったり，せっかく準備をしたお茶やお菓子を，知らない間にだれかがどこかにもっていったり，結構，にぎやかなものです．こちらに余裕がないと，それらをみて，「本当に困った人だ」と怒って，追い出そうとすることも時に起こります．そのような活動的な人が一時的に多かったころの話です．

　インフルエンザが流行り，10数人が体調不良で，点滴になったり，動く気力もなく，じっとベッドに寝たきりになったりしている状態になりました．いつも，机やイスを動かしたり，ステーションにきて，書類をもっていったりして，正直，困ることの多い人も，ほとんど動かず，寝ていました．私が1人のスタッフに「どうした？　みんな静かでいいじゃないか」と軽い冗談で，声をかけたときでした．「つまんない．だって，みんな元気じゃないんだもん」という返事が返ってきました．私は，このようなときに，悪い冗談をいった自分を恥じ，スタッフの本心をみた気がしました．「小さくなって！威張っていてよ！」といった堀井さんの娘さんと重なるところがありました．

　私は，勝手に，病棟スタッフとしては，「動き回る人より，静か
で，手のかからない人のほうが，楽でいいのだろう」と思い込ん
でいたのですが，完全に間違いでした．彼らにとっては，普段，
いろいろ動き回って困ることもあるけれど，やっぱり，こんなに
静かじゃなくて，（私たちを困らせるくらい）元気なほうがいい，
ということだったのです．

4. できなくなっても，「よくなった」という声

　松野しげさんは，89歳の女性で，長女さん家族と同居していま
した．典型的なアルツハイマー病の経過をたどっていて，2年前
に初めて受診したころと比べると，服を渡せば着替えることがで
きますが，何枚もきてしまったり，トイレも間に合わず，汚して
しまったりすることが増えていました．少し進行した人によくあ
るように，夜中に起き出して，タンスの衣類を出したり，しまっ
たりする行動もみられるようになっていました．出すには出せて
も，元どおりには，仕舞えませんから，きれいな服と汚れたもの
とをぐちゃぐちゃにしていました．
　このような状況であるため，週に2,3回デイサービスに行くよ
うになりました．あるとき，娘さんだけで外来に来られたとき，
非常に驚く発言をされました．「認知症になって，よくなった」と
いったのです．てっきり，冗談かと思いましたが，そんな風には
みえません．「服をぐちゃぐちゃにしてしまうのと，下が弱くなっ
たのはあるけれど，以前は，じっとしていて暗かったけれど，い
まはニコニコしてよくしゃべるし，元気になったのがうれしい．
本当に，認知症になってよくなった」と明るく話されるのです．
外来という仕事の場ですから，私もあまり表情に出さなかったと

思いますが，それまでの「認知症の進行→困りごとが増えて，家族が大変になる」という構図が完全に覆されたときでした．

　おそらく認知症になる前は，あまり家族とも話さず，外出もしない人だったのが，最近は，よく話すようになって，元気でうれしいということのようです．医師は，長谷川式スケールや MMSE などで，重症化したとか，衣類を着るのに介助を要するようになれば，「悪化した」ととらえます．しかし，いままでお話ししてきた何人かの言葉によれば，月日を間違えたり，更衣に介助を要するようになったりすること，さらには，夜間の行動（通常，BPSD とよんでいるものです）があっても，「ニコニコして，元気だから，うれしい」というのです．

　「認知症が進行する」こと，すなわち，年月が経てば調理ができなくなったり，服をうまく着られなくなったりすることは，事実ですが，「認知症が悪化する」という表現は必ずしも当たっていないのです．「進行はしても，よくなることはある」という可能性をこれらの体験を通して学びました．

　パーソン・センタード・ケアでは，このように「本人が，いま，なにを経験しているか」に注目し，認知症の程度が軽い，重いということだけで，「よい，よくない」状態とは考えず，本人が「よい経験をしているか，よくない経験をしているか」に着目しています．最後の，松野しげさんを例に取れば，「服をぐちゃぐちゃにしてしまうのと，下が弱くなった（おそらく失禁）」ことは，進行の影響でしょうが，娘さんはそのことよりも，「ニコニコしてよくしゃべるし，元気になった」から「うれしい」といっているわけです．だから，認知症が進行していても，「本当に，認知症になってよくなった」という言葉につながっているのだろうと思います．

5. 進行して，元気になっていく

　次も，認知症の評価（なにがよくなり，なにが悪くなったなど）
について，医師が陥りがちな話です．
　大林うめさんは，90歳を超えていましたが，足腰は問題なく，
長女家族と同居していました．しかし，徐々に時季外れの種を畑
にまいたり，夜に廊下でおしっこをしてしまったり（お茶だと言
い張りますが），徐々に長女も疲れてきたため，私のところに受診
しました．案の定，中等度以上のアルツハイマー病でした．その
後，「お金がなくなった」と家族を責める症状も出てきて，最後に
は「孫がもっていった」と孫を責めるようになったため，長女も
さすがに我慢できず，グループホームに入れることになりました．
「入れる」という言い方は，失礼ですが，そのときの雰囲気は，
間違いなく「もう，施設に入れてしまおう」という感じだったと
思います．
　自動車で1時間以上かかる名古屋市の外れのグループホームで
したが，しばらく通いたいといわれ，わざわざ，通院してくれま
した．遠方なため，本人がくるのは，2,3回に1度でした．半年
ほどして，不思議なことに気がつきました．外来で会うたびに，
血色のよい顔で，どんどん元気になっていくのです．初めて，外
来でお会いしたときには，暗く，にらんだような顔つきだったの
ですが，くるたびに「先生，元気？　わしゃ，結構忙しいよ」な
どと快活に話しかけ，長女さんも「私よりも，元気ですわ」と半
分あきれたような，うれしそうな感じでした．
　あるとき，あまりにしっかりしている（様にみえた）ため，ひ
ょっとして診断を間違えたのではないか，うつ病の被害妄想をア
ルツハイマー病と誤診をしたのではないか，そうでなければここ

まで改善はしないはずだと思い，MMSE をチェックしました．結果は，初診時より，数点低下しており，やはり，うつ病ではなく，アルツハイマー病の進行として合致する結果でした．正直，診断が間違っておらず，ホッとしたのですが，あれから 3 年も経ってるにもかかわらず，何でこんなに元気なんだろうと不思議になりました．

　聞くと，長女さんもグループホームに入居した数日後に，訪れたとき，いままでのお母さんと同じような様子で，台所に立っていたため，「もう，（認知症が）治ったのか？」と思ったそうです．そして，週末家に連れ戻したようですが，やはり，トイレは汚すし，いろいろなものを触ろうとして，ケンカになってしまい，ひと晩で限界となり，翌日，グループホームに送って行ったようです．

　このとき，長女さんと私が思ったのは，グループホームで「前と同じ様子のお母さん」と思ったのは，さりげないスタッフの支援があったからだろうということでした．オムツをしているわけでもなく，台所にいても，多分実質的な調理ができるわけもないけれど，調理作業の輪に入っていることで，「私は，いままでどおりできている」という，一時は失いかけた自信を取り返し，昔のように自ら話しかけるようになり，元気になっていたのだろうと思いました．

　MMSE で評価するような認知機能は確実に低下し，トイレ・更衣などの行動や，調理などの実行機能も初診時より，間違いなく障害されているのに，私たちが，「まるで治ったのではないか」と思ったのは，非常に細やかな支援が目に見えないほど自然に提供されていた環境だったからだろうと思いました．

6. 認知症が進むと，悪くなるのか？

　初診時に，アルツハイマー病とわかるとまだまだ，入浴や着替えなどご自身でできているのに，「もうだめですよね」「せいぜい，薬を飲むくらいですね」というご家族は割といます．彼らのいう，「だめになる＝悪化」というのは，夜中に歩き回る，オシッコをその辺でする，大声を出す，などを指していると思います．そのようなとき，この大林さんの例をお話しします．確かに，何年かすれば，着替えやトイレなどができなくなっていくでしょう．しかし，トイレにいけるのに，オムツにさせられ，座りきりですごす人もいれば，自分でトイレにいけなくなっても，「まるで普通のように」生活している人もいます．おそらく，それが，「ケアの質」なのだろうと思います，と説明しています．

　認知症の進行が止められないことは事実ですが，進行したから悪化するとは限らないのです．本人のいまの様子は，すべてその人や病気の進行のせいではなく，私たちのケアや対応も含まれていることを知ったのです．

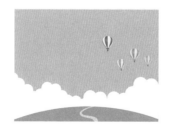

第5章
人と人との関係

1. 重度の記憶障害がある人との人間関係

　いわゆる，重度化した人たちとは会話自体が成立できなくなりますから，重度化した認知症の人たちとの人間関係をどのように築くか，などということは，専門医や先輩医師との会話で，いままで，話題として出ることはありませんでした．当然，医学会の講演やシンポジウムでも取り上げられたことなど，私の知る範囲では，「あり得ない」というのが常識でした．しかし，重度化した人たちといろいろなやり取りをしているうちに，いろいろな常識を覆す経験をしてきました．

　玉井さんという男性は，認知症病棟に入院中，2,30秒おきにステーションにきて，「名鉄（名古屋近辺の私鉄です）の〇〇駅まで行かないといけない」と繰り返し，いろいろな人に聞いて回っていました．結構，血の気が多い人で，ちょっとしたやり取りで大声を出し，激高するタイプでした．

　そのようなとき，私が行くと「なんだ，先生か．先生がきたんじゃ仕方ないな」といって，ひとまずその場が収まるのでした．何十年も前に亡くなった親と住んでいるといっているくらいの重度の人でも，割と，この人がここの責任者だとか，白衣を着ているから，先生だ，などの社会的な認知とでもいうのでしょうか，

相手をみる力がある人は割といます.

　さて，そのような具合ですから，退院が長引いていて，しばら
く経ったころ，同じように，他の人とけんかになったので，私が
いつものように収めようと思って彼の近くに行ったときです.
「なんだ，このヤブ医者！」とすごい剣幕で逆に怒ってくるので
す. 実は，何となく少し前からその予感はありました. 前は，「あぁ，
先生」と挨拶をしてくる人だったのですが，最近は，私がステー
ションで仕事をしていても，「あのバカ医者！」などといきなり怒
鳴ってくることが増えていたのです. そして，ついにこの場面が
起きたのです. 私はそのとき，その理由をはっきりと理解しまし
た. 実は，彼が入院した当初は，まだ，外来などそれほど忙しく
なかったので，ステーションにきて「〇〇駅まで行かないと」な
どといってくると，仕事の手を止めて，「そこはどこ？　だれがい
るの？」などとそれこそ，何十秒ごとに同じような話に付き合っ
ていたのです. しかし，その後，外来などが忙しくなり，彼が入
ってきても，「まぁまぁ」「またね」などとあしらってしまい，満
足に付き合おうともしなくなっていたのです. 思い返すと，この
ころから徐々に，私に怒鳴ることが増えていたので，何となく，
最近じっくり付き合っていないからかな，と思っていたのですが,
このとき確信しました. やはり，私が時間を気にせず，じっくり
と付き合っていたころは，「仲のよい先生」であって，忙しくなっ
てぞんざいに扱うようになってからは，「話も聞いてくれない，嫌
なバカ医者」になってしまっていたのです. そのような日ごろの
ことなど，覚えているはずはない，という人はおそらく現場で長
時間，認知症の人たちと付き合っていない人たちでしょう. 日ご
ろの人間関係は，相手がいかに重度の人であっても間違いなくこ
のように影響を及ぼしていると思います. よく，怒った人への対

応をどのようにすればよいですか？　と聞く人たちがいます．い
わゆる専門医とよばれる先生たちは，いろいろなもっともらしい
答えをするでしょうが，私は，このような経験から，「忙しいとい
っても，時々は時間があるときがあるでしょう．そのときに，い
っぱい付き合って，関係をよくしておきましょう」と答えたいと
思います．

　「記憶障害があるんだから，そんなことは意味がない」という
人たちは，何か月間か，じっくり付き合うことをお勧めします．
そうすれば，必ず，変化を感じることができると思います．この
ように，かなり重度になった人でも，「あそこの医者は嫌いだ」と
怒ったり，糖尿病の治療薬をもらわないといけないのに，インス
リンの単位を間違えたために，「こんな痴呆の患者は診ない」とい
った先生に腹を立て，「二度といかない」と中断してしまったりす
ることがあります．家族に聞くと，「あそこの先生は，パソコンば
かりみて，冷たい感じだった」とか，みんなに聞こえるように「痴
呆」といわれて怒っていた，などのエピソードを教えてくれます．

　何度もいっていますが，「1分前のこともわからない」という人
たちが，なぜ，医者のちょっとした言い方や態度に腹を立て，ず
っと根にもっているのか，わかりませんが，実際の場面では，か
なりの頻度で感じます．逆に私がもっともうれしいのは，そのよ
うな重度の人が，何か月振りかでまた病院にきたとき（残念なが
ら，他の施設で対応困難などで受診するときですが…）「あっ，こ
こ知ってる」「ここは好きだ」などといっていただけるときです．

　娘さんのこともわからないことがある重度のアルツハイマー
病のお母さんについて，その娘さんが，診察室を出る，帰り際，
「悪いけど，先生のお名前を使わせてもらってます」と急に切り
出し，こんなエピソードを教えてくれたこともあります．その人

は，佐藤佐和子さんといって，長らく中学校の給食の調理をしていた人で，そのためか腰痛があるのに，なにかしなきゃ，といいながらよく歩き回っていました．徐々に，四六時中，外に出ていくようになり，最後には娘さんの目を盗んで出ていく始末でした．グループホームにお世話になりましたが，当初は，夜間も寝ず，動き詰めで，対応困難といわれた人です．ですので，なかなか本人の受診はできず，娘さんだけでくることもありました．その人が，どうしようもなく怒って何ともならないとき，「水野先生のとこ行ってくるね」というと「あ，そう．よろしくね」と一瞬機嫌がよくなる（長続きはしないようですが）というのです．念のため，いっておきますが，私が彼女に出会ったのは，すでに中等度までアルツハイマー病が進行した後ですから，明らかに短期の記憶障害を認めてから，私のことを覚え，その名前と私のことを，何年も経ってからでも覚え続けていてくれたことになります．本当にうれしいことです．

　このような体験をしていると，私は，重度の記憶障害の人でも，なにかしら，記憶に残る（体のどこかといったほうがよいかもしれませんが）ことがあると思っていますから，普段話す時間がなくても，たまに，時間ができたときに，ゆっくりお付き合いすることにしています．「もう，何度もいいました！」なんて，強くいうばかりで，一度もゆっくり付き合わないスタッフを時々目にしますが，いつまでたっても，お互いの関係はよくならないだろうと思っています．

2. 「忙しいときに限って…」というジンクスの意味

　玉井さんとのやり取りを通して，私が自分の振る舞いを反省し

たことがもう１つあります.

　あるとき, 朝から始めた外来が, 昼をだいぶ超えて, やっと終ると思ったころに, 病棟から連絡が入り, 疲れた体で病棟に向かいました. 正直イライラしていましたが, 何とか表情に出ないように感情を抑えて病棟に行って, 仕事をひととおりすませました. そのとき, 私を呼び出したスタッフの態度がふてくされたようにみえたため, つい切れてしまいました.「何で, そんな態度をしているんだ！」と思わずいった私の言葉に対するスタッフの返事に驚いて反省しました. 彼女は,「だって, 先生が怒っているから…」と困った様子で返事をしたのです. 要するに, 私は感情を抑えていたつもりですが, やはり, 私の顔は怒っていたようです. 自分がいかに平静を装っていても, イライラは隠せず, その私の怒りに対して, スタッフは反応してしまっただけだったのです. すべては私が引き起こしたことだったのです. やはり, 自分のことはみえないので, 自分はちゃんとやっている, 怒っているのは相手が悪いんだ, という考えになり勝ちだという反省です.

　そこで, 玉井さんのことです. 彼は, 数十秒おきに, やってきて何度も同じ事を訴えに来ていました. よく, 認知症の方たちのケア現場で「忙しいときに限って…」というジンクスがあります. 比較的余裕があるときには, あまりいってこないのに, こちらが忙しくて, 気持ちや時間に余裕がないときに限って, 認知症の人たちが, あれやこれやいってきて, 困ってしまう様子を指す言葉です. 振り返ってみると, 私たちが, 気持ちや時間に余裕があり, 今日は付き合っても大丈夫というときには, あまりこず, こちらがイライラしながら, 書類や仕事をこなしているときに, 彼は何度も何度も訴えてくるのです. そして, つい, 私やスタッフもぞんざいな態度を取ってしまい, 結局怒らせてしまうことが多かっ

たのではないかと思いました．スタッフを怒らせてしまったように，彼に対するときも，忙しいと，知らない間に私の表情が怖いものになっており，それを感じた玉井さんが不安定になり，不安が強くなり，結局何度も何度も訴えがひどくなるという悪循環が起きているのではないか，とこのスタッフとのやり取りで感じました．認知症の人が怒ると，「進行した」とか，「調子が悪い」とか簡単にいいますが，ひょっとして，自分たち自身の表情や態度が引き起こしていることも多々あるのではないか，と反省した出来事でした．

3. 人が人に影響を与える

　人の表情が相手に影響を与えているということを身に染みて知ったという点で，次の若年性アルツハイマー病の男性の奥さんの話も非常に印象的でした．

　松島浩正さんは，私が初めてお会いしたときは，60歳になったかならないくらいでしたが，すでに認知障害は重度のレベルで，歯ブラシという単語の意味も通じない状態でした．奥さんと2人暮らしでしたが，何とかトイレは，自分の家であれば，行けるので，家で生活をしていました．奥さんは毎日仕事に行きますから，日中は1人です．デイサービスを週に2，3回使えるように契約をしているのですが，奥さんの出勤のほうが早く，奥さんは送り出しまで待っていられません．毎日のように，なぜか，洗濯物をいっぱい，カバンに詰め込んで，家の周りを歩き回っている人でした．そのため，デイサービスのスタッフが迎えに行っても，すでに出かけた後で，いなかったり，また，家にいても断ってしまったりしていて奥さんはせっかく頼んだデイサービスが使えず

困っていました.

　あるとき, ご主人と一緒に病院にこられ, 本人の前で, 反省しながらこんな話をしてくれました. ある日の夕方, 仕事から帰ってくると, デイサービスにもっていく袋がそのままだったので, その日もデイサービスに行けなかったことがわかり, がっかりしたようです. 奥さんは, 別に彼を責めたわけではないのですが, 「落ち込んでいたのが, 表情に出たのかなあ, 『お世話になりました』と, 急にカバンをもって出ていこうとしたんです」と話してくれました. 本人は, 自分のこととは関係ないような顔であらぬ方向をみているだけでしたが, 奥さんと, こんなに重度になっても, やっぱり, 顔色を読むのかなぁ, と不思議な気持ちで, 反省しながら話し合ったことを覚えています.

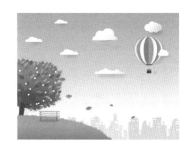

第6章
パーソン・センタード・ケア
から振り返る私の失敗

1. 認知症の人との人間関係

　さまざまな失敗を通して，相当重度の認知障害の人とも人間関係を築くことができること，逆に，どうせ忘れる，といういままで刷り込まれた固定観念が，つい頭をもたげて，いい加減な態度を取ってしまったがために，人間関係を壊すことになったことなどをお話ししてきました．

　おそらく，いまも脈々と生き続けている「重度の認知障害がある人とは，私たちと同様な人間関係はもてない」という固定観念に支配されている間は，目の前に間違いなく存在しているこのような事実にも気がつかないのかもしれません．もし，気がついたとしても，「そんなことあるわけない」「たまたまだったんだ」と自分が慣れ親しんだ「認知症が重くなれば，わからなくなる」という世界に戻ってしまうのではないかと思います．

　パーソン・センタード・ケアの本当の底辺にある基盤は，「どんなに認知障害が重くなっても，人と人との関係性は続いているはず」というところだろうと思います．このような失敗例を繰り返しながら，パーソン・センタード・ケアについて実践しようとし，学んできました．これからも，失敗例を恥ずかしながら続けますが，パーソン・センタード・ケアでいうところの，「心理的ニーズ」（図3）

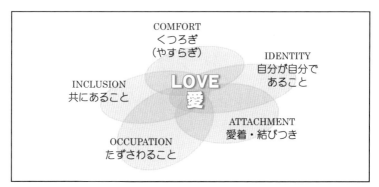

図3　認知症の人たちの心理的ニーズ

ごとに，大まかに分けて私の失敗例をお話ししていきます．

2. 共にあること

1)「話しかけること！」と書いたメモ

医師歴は, 30年以上という長い間臨床医をしていたにも関わらず，恥ずかしながらカルテに「本人に話しかけること！」と赤字でメモをしたことがあります．

私は基本的には，ご本人と同席される家族や関係者の両方に声をかけ，お話やご心配なことを聞くのが通常のスタイルです．付き添い者だけにお話を聞いて，本人をのけ者にすることはありません．

通常，付き添いをされるご家族は，お嫁さんにしろ，息子さんにしろ，ほとんど毎回同じ人がきます．ですから，最初のころにいろいろ病状の説明をしたり，相手の心配事を聞いたりしておけば，あとは毎月の受診では，変わったこと，今後の心配などをお話しするくらいですみます．しかし，たまにいつもくる人が用事

でくることができず，やむなく初めての人がついてくると，結構大変です．限られた時間の中で，イチから説明しなければならないからです．

　いつも長男さんとくる，南海充子さんという耳が遠いアルツハイマー病の女性がいます．私が，ご本人にいろいろ大きな声で様子を聞いて，それから長男さんと多少のやり取りをして，帰っていく人でした．あるとき，いつもくる長男さんが用事でこられず，娘さんがついてきたことがありました．付き添いを頼まれた娘さんは，初めてこられたので，最初に行った検査の結果や，レントゲンの画像など，いろいろ細かく教えてほしいというので，あまり時間がないこともあって，つい早口でいろいろ説明をしていました．そのときです．いつも穏やかな充子さんが，急に立ち上がり，「むにゃむにゃいってなにもわからん！」と大声で怒り出したのです．娘さんはちょっとびっくりしたようでしたが，すぐに「大丈夫です．すぐ忘れますから」といってまた次の質問をしようとしていました．

　しかし，彼女はドアをバタンと閉め出て行った後も，ずっと大声で怒っている声が響いていました．その瞬間，私は，取り返しのつかない失敗に気がつきました．私は，時間がないなかで，たくさんの説明をしなければならなかったために，つい娘さんのほうだけを向いて，充子さんには聞こえないような声で早口でしゃべっていたのです．「あぁ～あ，やってしまった！」「本人を輪に入れていなかったんだ」と思い，カルテの最初のページに赤で「本人に話しかけること！」と自分の覚えとして書きとめたのです．私は，毎回，意識しなければならないこと（先月，夫が亡くなった，とか，お嫁さんが11時に迎えにくるとか）をカルテの表紙に書いていたので，このときは，「充子さんは，ちゃんと本人に話

しかけないと怒ってしまう」という意味でそのようなメモをつけたのです．しかし，よく考えてみると，すべての人に共通することですから，途中から，全員に意識するようになりました．

　この場合は，さらに，問題がありました．娘さんは，一瞬，まずかったと思ったのでしょうが，「どうせ，怒っても忘れるから」と気にも留めなかったからです．正直にいうと，私も少しそのように思いましたが，ドアを乱暴に閉めて出て行ってからもしばらく廊下に響き渡るような怒り声が聞こえていたことから，かなり怒りは続いていたと思います．よく，ケンカをしても，「部屋を出たら忘れるから」と平然というご家族もいますが，このようなことを経験するとそれほど単純なことではないだろうと思います．このように，いかに記憶障害がある人でも，嫌な気持ちは，結構続く，ということは経験上感じます．

　認知症の姑と同居しているお嫁さんが，他愛もない長男とのけんかのことを教えてくれたことがあります．おばあさんが，「生卵が健康によい」といって，いま，食べたのにまた，食べるのだそうです．数十秒前のことを忘れる人であれば，ありうる話です．問題はそこからです．3つくらい食べるとお嫁さんが注意します．それでもやめず，5個も6個も食べると，今度は長男がしまいに怒ってしまうのだそうです．そして，長男がきつく叱ると，1日中機嫌が悪くて困る，というのです．

　「えがおの会」を作るきっかけとなった，重度のアルツハイマー病であった東沢チヨ子さんの旦那さんは，彼女がデイサービスから帰ってきたとき，スタッフの人となにか小競り合いになったことがわかるのだそうです．ご主人がいうには「そんなことがあると，帰ってきてから，1〜2時間機嫌が悪いんです」といっていました．1分前のことを聞いてもわからない重度の人でも，嫌なことがあ

るとイライラした様子が，しばらく続き，長いとその日 1 日中，続くこともあるという実例です．

2）輪に入っていないと機嫌が悪くなる

　どんなに重度になっても，適切に輪の中に入ることができるようにしないと，余計な不調を招くという話を，家族が反省した例を含めてお話しします．

　黒木さんという 70 歳の男性は，元警察官でした．妻と独身の息子さんと 3 人暮らしでした．段々，夜間に起き出して，いろいろなものを触ったり，物を移動したりして，ときには，とめようとする妻に手を挙げることが増えてきたため，入院になってしまいました．これは，そのころの話です．外来で妻が，気落ちして以下のような話をしてくれました．

　「私と息子で，話していると，主人とは何も関係ない事を話しているのに，なにか感じるみたいです．そこで，本人も一緒に入れて，話すようにしたら，落ち着かない行動がなくなりました．何か不安なんでしょうね」とのことでした．

　このように，自分だけ輪に入っておらず，家族だけで話していると「自分の悪口をいっている」と思い込み，機嫌が悪くなる人は結構います．やはり，自分がなにか悪くなっていて，迷惑をかけているとうすうす感じるのでしょうか．高齢のために耳が遠くなったり，若年でも認知障害のためにすべての会話が理解できなくなったりすると，被害的な感情に覆われることがあるようです．

　以前，迷子になった場所を 1 か月後に通りかかったら，なにかいおうとして，涙ぐんだという柴山茂雄さんのことです．奥さんが，話してくれました．

「2 階に長男夫婦がいるんです．2 歳の孫が下りてくると，つい，

お父さんを放っておいて，そっちばかり見てしまうものですから，この間，暴れたんです．孫に，お菓子など渡したら，怒ったりして，やきもちなんでしょうか．赤ちゃんにやきもちなんて，おかしいですよね？　でも，やきもちなんかわかるんでしょうか？」ということでした．

　やきもちかどうかは，わかりませんが，かなり会話ができない状態になっても，自分だけ会話から取り残された状況になると不機嫌になる人は，結構います．さらに，なにかしら段々不安になることも増えるようで，同じく柴山さんの奥さんがいうには，奥さんが台所に立ったり，トイレに入ったりすると，心配なのか，ずーっと彼女のほうをみているそうです．ひと段落ついて，彼女が落ち着いて新聞などを居間で見ていると，安心するのか，ゆっくり自分の部屋に行ってテレビをつけたりして，落ち着いている，とのことでした．

3）不安感

　徐々に認知症が進行してくると，いまの柴山さんのように，なぜか漠然とした不安感を訴える人を経験します．これは，だれかの失敗というわけではありませんが，その次のお話に関係がありますので，また，ご家族の経験を書いてみます．

● 毛里　博さん，77 歳

　以前はお寿司屋さんを自営していたのですが，認知症になり，店を閉め，妻と 2 人暮らしだった男性です．少し，もの忘れが進行したころ，なぜか，夜になると，「カギかけたか？　カギかけたか？」と何度も聞くというのです．「物騒だから」ということのようです．

● 高端民子さん，82歳

　ひとり暮らしの女性です．娘さんによると，最近，いつも戸を閉めて，厚いカーテンを引いてしまうようになったので，理由を聞くと，「外からみられる」といっていたそうです．

● 古滝生子さん，85歳

　この人もひとり暮らしの女性ですが，娘さんによると，何度も戸締まりの確認をして，昼でも，あちこちのカギをしめてしまうようになったといいます．

　この3人の人は，だれかが，家に侵入してくる姿をみたというような幻覚もなく，「泥棒がくる」といった明らかな妄想もありません．ただ，「物騒だから」とか「外からみられるから」など漠然とした心配を口にして，鍵を閉めたり，昼間から，カーテンを閉めたりするなど，少し大げさと思えるような行動を取っています．

　いわゆる「物盗られ妄想」では，「家に，だれかが入ってくる」とか，「泥棒が入って，物を盗っていく（まれにものを置いていくという人もいます）」という訴えをするのが典型的ですが，アルツハイマー病の人などの妄想は，いきなり始まるのではなく，その初期の段階ではこのような不安から始まるような気もします．

　このように，なにかしら怖がる人が多く，なかには，「ものを落としても，ビクッとする」人や，家の前で車のドアが「バタン」と閉まる音がしただけで，びっくりする人もいます．このように，なにかしら，心配症になっていることが多いのですが，一緒に暮らしている家族にとって，困るのは夏です．

● 梅畑伸二さん

　70代の奥さんと2人暮らしの男性です．暑い日に，奥さんが窓を開けて，風を入れているのに，伸二さんが，すぐ窓やふすまを閉めてしまいます．それどころか，昼間から，雨戸を閉め切って

しまうため，一緒に住んでいる奥さんが，本当に困っていました．それでいて，どこか近所に出かけるとすぐ，「だれといたんだ，男がいるのだろう」というのであきれてしまうのだそうです．

伸二さんも，いままでの3人と同様に，なにかを怖がって，窓や雨戸を閉めてしまう，という行動を取っています．しかし，3人の人と違うのは，奥さんが，外出しようとすると，「男がいるのでは」と，いわゆる嫉妬妄想のような発言をすることです．漠然とした周囲への不安が発展すると物盗られ妄想になるのかも，といいましたが，それと同時に，一緒にいる人の姿がみえなくなることも，見当違いともいえる不安や邪推が起きることを示しています．

このように，配偶者が自分をおいて出ていくという不安や不機嫌の背景には，認知障害のために家族と一緒にいても，なかなか話がうまくできず，孤立してしまう状況が影響しているかもしれません．それが高じると，伸二さんのように，「姿がみえない」→「自分を見捨てて出ていった（に違いない）」→「男がいる」というような流れになるのかもしれません．おそらく，最後の「男がいる」という考え（一般的に妄想だといわれますが）の背景には，自分が衰え，段々ダメになっているという自覚が形を変えて現れているような気がします．

3. 愛着・結びつき

1）つながりを求める気持ちと家族の負担感

最近は，お子さんやお孫さんたちと同居している人は少なく，高齢のご夫婦のみのご家庭が多くみられます．どちらかが認知症になったとき，まず，例外なく起きることがあります．相手の姿

がみえないと，探し回ったり，機嫌が悪くなったりすることです．
これは，男女の差はあまり感じません．奥さんが認知症になって
も，旦那さんが認知症になってもほぼ同じことが起こります．も
っというと，ご夫婦でなくて，娘さんと2人暮らしだったり，2
世代同居であっても，日中のほとんどの時間をお嫁さんとすごし
ているような人だったりすると，その娘さんやお嫁さんの姿がみ
えないと同じように，探し回ったり，「どこに行っていたんだ！」
と不機嫌になったりすることを経験します．このくらいの人たち
は，まだ身の回りのことは，ご自身ででき，服を着たり，食事を
したりすることに援助はいらないレベルです．しかし，なにかし
ら，自分だけでは，うまくできなくなっていることを肌で感じる
のか，頼りになる人が目のみえる範囲にいないことを非常に嫌が
るようです．やはり，認知症になると人とのつながり，絆を求め
る気持ちが高まるように感じます．

2）頼る気持ちと攻撃

　河又マツ子さんは，70代後半のアルツハイマー病の女性で，ご
主人と2人暮らしです．段々と家事などがあまりできなくなって
きたので，私がお会いしたころは，ほとんどご主人がしていたよ
うです．1人にしておくと心配なので，買い物など外出はほとん
どご主人と2人です．あるとき，隣の奥さんに会ったので，旦那
さんが挨拶をしたところ，いきなり『そんなのに，挨拶せんでい
い！』と怒ったことがありました．またあるときは，介護保険の
認定調査のために女性の職員がきたときのことです．調査員が，
本人がいないところで，ご主人にだけ話を聞きたいことがあった
らしく，本人とは，別の部屋で話していたときのことです．ご主
人によると，恥ずかしいくらいの大声で，ワァーワァー怒ってい

たので，本当に困ったとのことでした．

　ほかにも，近所の人が回覧板をもってきたので，玄関に入って
もらって，ご主人が少し話していただけなのに，「あやしい」と何
度も見にきて，嫌味を言い続けた女性など，なにかしら，ご主人
が珍しく愛想よく話していると，「なにかあやしい」と勘繰ってし
まう人をときに経験します．このような場面で怒るのは，女性が
多いような気がしますが，奥さんの姿がみえないと，「他の男と行
ったんだ！」と叫んだ 70 代の男性もいますので，必ずしも女性
だけとはいえないのかもしれません．

　梅畑伸二さんを例に取ってお話ししたように，周囲への漠然と
した不安感と，夫（妻）への嫉妬は，重なり合うところがあるよ
うな気がします．大橋紀子さんという，66 歳のレビー小体型認知
症の女性は，「夫に女がいる」という，いわゆる「嫉妬妄想」で受
診をしましたが，ご主人によると，「自分が，トイレに入っていて
も，「お父さん，いない，いない」と探すんです．本当にお父さん
頼みで困る」と嘆いていました．

3）自分の価値の低下と嫉妬

　このような人たちにお会いするたびに，なにかしら，自分ので
きることが減り，台所仕事や洗濯なども慣れないご主人にさせて
申し訳ないという気持ちと，こんな役立たずは，捨てられるので
はないかという，恐怖心があるのではないかと思います．それが，
何気ない挨拶であっても，ご主人が，ケアマネジャーや，近隣の
女性（たとえ高齢のおばさんであっても）に笑顔をみせると，「私
にはみせないような笑顔をみせている．あやしい」となるのでは
ないかと思います．

　要するに，認知症が進行するということは，自分の価値，大げ

さにいえば，存在意義が危うくなってくることを意味しているのではないかと思います．これは，身体的なハンディをもつ人が，ときに，配偶者が不貞を働いているのではないか，という心情になることと似ていると思います．彼らもまた，進行した認知症の人と同様，以前のようにいろいろできなくなった自分の価値が感じられず，不安になっているのだろうと思います．

　いままで，人とのつながりを求める気持ちが，もっとも頼っている人，愛している人への攻撃になる，という話をしてきました．次に，物へのつながり，愛着に関係する話をしたいと思います．

4）関心がなくなると「妄想」も消える

　寺内幸恵さんは，80歳を超えていましたが，畑仕事が趣味でした．しかし，最近は，季節外れの種をまいたり，収穫前に作物をもいでしまったりすることが増え，実際には，草取りくらいしかできず，畑仕事をしている，といえることはありませんでした．しかし，やることがあったほうがよいのではないか，とのことで，娘さんがそのまま畑を借りて好きなようにさせていました．そのころ，「鍬を盗られた」「小屋に入れておいたら，道具がなくなっている」などと言い出しました．非常に困ったのですが，半年後くらいすると，その話を聞かなくなりました．あるとき，娘さんにお聞きすると，「前はよく，『畑で盗られた』といっていたんですが，いまは，関心がなくなってしまったのか，もう畑で盗られたとはいいません」との返答でした．あれほど好きだった畑の話もしなくなり，畑にも行っていないとのことでした．

5）「盗られた」という人は，関心がある人

　このとき，私は気がつきました．関心があって，常に触ったり，

考えたりしているからこそ，「大事なものがなくなった」「盗られた」というのではないか，だから，それに関心がなくなるとその「妄想」とよばれる執着・こだわりも消えてしまうのではないかと思ったのです．

　「いつも引き出しから，通帳を出してみている」と家族がいう人がいます．「通帳がなくなった」と言い出す人は，おそらく，このようにそれに執着している人ではないかと思います．そもそも，通帳を奥さん任せにして，どこにあるかも知らない人や，畑仕事が好きでもない人が，通帳がなくなった，とか鍬を盗られたとはいわないのではないかと思います．

　ですから，あらゆることに，関心がなくなり，すべてを家族任せにしている人には，「物盗られ妄想」は起きないのかもしれません．しかし，それは幸せなのでしょうか．私たちが，通常，困ったこととして「物盗られ妄想」といいますが，ある意味では，関心があり（極端すぎますが），愛着やこだわりがある印とも考えられます．ただ，それが適切なレベルにとどまらず，過剰になりすぎて，それもストレートな形ではなく，形を変えて現れてくるため，私たちが理解困難で，負担を感じるのではないか，と思います．

4. たずさわること

1）「なにかをする」ことは，「自分の価値・存在」とつながっている

　前項では，人やものとのつながり，愛着について記してきました．そして，人とのつながりでは，たとえば，ご夫婦のどちらかの姿がみえないと，不安になったり，「いい人ができたのではないか」と邪推したりするのは，自分への自信がなくなっていること

や，自分の価値，大げさにいえば，存在意義が危うくなっている
ことが背景にあるのではないか，というお話をしました．ここで
は，その自分の存在価値ということに関して記してみます．

　認知症が中等度くらいまで進行すると，なぜか，なにかやりた
いといったり，いままでやってこなかったことまで，やろうとし
たりする人が割といます．ただ，なにかやるといっても，1人で
一貫した作業をすることはできなくなっているので，どうしても
うまくできず，家族がやめさせたり，最後には，取り上げてしま
ったりすることになってしまいます．なかには，ただ，タバコの
箱を積んでみたり，ティッシュを丸めたり，と何の意味があるの
かわからないような行動を取る人もいます．そのため，多くの家
族は，「本当に余計なことばかりして困る」とため息をつくことに
なります．この「なにかをする」ということの意味に気がついた
例をお話ししましょう．ある奥さんの取った行動が失敗だったと
いう話です．

　本林良助さんは，81歳のレビー小体型認知症の男性です．ある
日，妻が落ち込んだ顔で私に話してくれました．「先週，主人の姉
がきたんです．久しぶりにゆっくり話をしてお茶を飲んで帰った
んです．ただ，義姉が帰ってから，主人が，『今日は，いちばん嫌
な日だった』と夕食もいらないといって，食べなかったんです．
食欲もなかった」と話し出しました．そのあと「主人は，いつも，
率先してふるまう人でした．自分でお料理を運んだり，ビールを
注いだり．でも，『今日は，しなくていいよ』といわれて，なにも
させてもらえなかったんです．後でまずかったなと思いました」
と落ち込んだ様子で反省していました．

　おそらく，パーキンソン病のために，手が震えたり，足元がお
ぼつかなくなったりしているのを，奥さんが心配をして，優しい

気持ちでいったのだろうと思います．しかし，張り切って，お菓子を出したり，お茶を自ら入れたりしようとしていた彼にとっては，たとえ優しい気持ちでいったにしろ，『今日は，しなくていいよ』という言葉は，「足手まといだから」「じゃまだからやらなくていいよ」と響いたのかもしれません．

2）多くの家族は「100 かゼロ」

　大畑桜子さんは，「ひまわりの会」の第 1 回目からのメンバーですが，さすがに 10 年近く経つころには，皿を洗っても，洗剤が残っていたり，油が落ちていなかったりして，きちんと洗うことができなくなり，しだいに慣れないご主人がするようになっていました．最初のうちは，ご主人もちゃんと洗剤を落とさないとダメだ，とか注意をするのですが，そのうちあきらめて，「できないから俺がやる」となります．たいがい大喧嘩になるようです．ご主人によると，妻は「そんなことできるわ！」といって反論するようですが，ご主人も怒っていますから，勢いで，じゃあ「皿洗ってみろ」とついいってしまうようです．案の定，できないし，結局，自分でイライラしてしまうと嘆いていました．

　これは，家事が徐々にできなくなっていく過程で起きてくる典型的なやりとりです．最初は，注意して（怒って），きちんとやらせようとします．しだいに，あまりできないと自分がやったほうが早い，ということになり，まだ不十分ながらやれるのに，無理にやめさせるときがきます．これらの過程を，私は「多くの家族は，100 か 0（ゼロ）」と理解するようになりました．100 というのは，以前と同じ，100 点満点の家事を期待し，怒ったり，注意したりして何とか元通りやらせようという時期のことです．だれも，いきなり満点からゼロ点になることはないのですが，適度に

サポートして，能力が低下してきた本人と元々やったことのない相手と，2人で80点くらいを目指すというようにはなかなかなりません．結局，「もうするな」となって，奪ってしまうことになるのです．いろいろな人を見ていると，このような場合の問題は，「皿洗い」だけを止めたつもりでも，止められた多くの人たちは，その後，あらゆることをやめてしまうことです．止められてもいない，草取りもしなくなったり，ウォーキングすらやめてしまったりするのです．この理由はよくわかりませんが，なにかをしようとすることを止められ続けると，手を出すこと自体に恐れのようなものが身についてしまって，なにも手を出さないようになるのではないかと思っています．

　なかには，割り切っているのか，一種のあきらめかわかりませんが，次のような対応をするご家族もいます．

　丹木幸次さんは，70代の男性で奥さんと一緒に暮らしています．幸次さんは，元は，農業を営んでいたのですが，1人ではできなくなり，やめて家にいます．奥さんは，生活の足しにと長年内職をしていました．奥さんは，どうも寛容なタイプで，幸次さんが，なにかをしていないと落ち着かないことを知っていて，最近は，一緒に内職や畑仕事をするようにしているそうです．といっても，内職の細かい作業はできず，伝票を書いてもらっているようです．しかし，伝票書きも，畑も奥さんにいわせると「めちゃくちゃです」「でも，遊んでもらっているだけでもいいかな，と思って…」と笑っていっているのです．なかなか，普通私たちは，このような温容な態度を取ることはできません．

　3）「社会との関わり」を求める気持ちの背景
　もう少し，いろいろやりたいという人たちの例を話します．デ

イサービスで，ふきんを畳んでいるという女性は，自ら，「なにか
やることがあるほうがいいです．退屈なのは嫌です」といい，実
際，お嫁さんによると，デイサービスや家で，フキンたたみなど
をやっていると落ち着いているらしく，なにもすることがないと，
トイレばかり行ったり，「帰る」と落ち着かなくなってしまうよう
です．

　以前，繊維工場を経営していた，国井将門さんは，もうすぐ90
歳になるのですが，ずっと前に閉鎖した工場によく行って，なに
やら，ごそごそやっているといいます．奥さんによると，「なにか
したい」というけど，なにをしてよいのか，わからないようです．
本人は，私に「何かやらんといかんな，と思うんだけど…」と口
癖のようにいっています．

　工学系の会社の研究部門に勤務していた，86歳の堀井清彦さん
は，「『やらんといかんなぁ』と気はせくけど，注意されるし，（化
学だから）『おそがい（怖い）かなあ…』と思ったり，専門書も読
めなくなりました」などと私に話します．このように，みんなな
にかをしたいという人が圧倒的です．しかし，90歳近くになって，
「働いたり，勉強をしたりする」なんて，あり得ないと，つい私
たちは，現実的に考えてしまいます．しかし実際には，そこまで
きちんとしたことではなくても，なにかをしている，大げさにい
うと，社会に関わっていると思える感覚が「まだ，俺（私）は大
丈夫」と自分自身に納得させるうえで重要なのではないか，と思
えて仕方ありません．

　4）精一杯の努力が「じゃま」になる悲しさ；「なにかをしたい」は，
　　　「私を認めて」という声
　長年認知症の外来をしてきて，ある日，認知症の人たちがよく

するある行動に気づいたことがあります．診察室では，医師がパ
ソコンや聴診器などがおかれた机の前に座り，斜め横に座ったご
本人やご家族など付き添いの人に，時々顔を向けながら診察が進
みます．診察が終わっても，その次の人が入りますから，ご家族
やケアマネ，事業所のスタッフなどは自分の座っていたイスはそ
のままにして，退室します．ある日，突然，特に中等度くらい以
上になった認知症の人たちが取る行動に気がつきました．その日
以降，注意して見ていると，ある程度進行している人たちの，ほ
ぼ全員の人たちが同じ行動をしていることがわかりました．それ
は，診察室を出るとき，自分の座っていたイスを片づけようとす
ることです．
　わざわざ，違う方向に向きを変えたり，「先生，ここでいいです
か？」などと声をかけ，部屋の隅に置こうとしたりするのです．
たいがいは，付き添いの人たちに，「そのままにしておけばいいん
だよ」「余計なことをしないで」などと止められるのですが，もし，
向きを変えたり，端に移動したりした場合は，私がまたイスを，
私のほうに向きを戻す作業が必要になりますから，一応，口では
「ありがとうございます」といいながらも，正直にいうと，心の
中では「面倒だな」と思うことになります．
　そんなある日のことです．本林良助さんたちのことを思い出し，
その人たちの行動の意味に，突然，気がつきました．私たち医師
は，ほとんど考えることがありませんが，ご高齢の人が病院に行
って医師の診察を受ける，というのは結構，大きなイベントだと
思っている人がいます．だから普段は面倒で，あまり髪を洗わな
い人が「明日は，診察なんだから，髪洗ってよ」などといわれて，
きれいにしていくということがあります．そのようなことも考え
ると，診察室で，イスを片づけようとする人たちは，姉にお料理

をもっていこうとして止められた本林良助さんや，食器洗いでケンカになってしまった大畑桜子さんのように，家で，なにかやろうとして，いつもうまくできず，家族に止められ続けている人たちであって，それを，医者の前で，精一杯見栄を張って，「まだ，俺（私）だって，ちゃんとできる」といいところをみせようとしているのではないか，と思ったのです．

　自分は，だれかにいつも「お世話をされている，迷惑な存在」ではない，まだまだいろいろできるんだ，という姿を医師にみせようとしているのではないか，と思ったのです．しかし，実際は，そう思って，一所懸命にいすを片づけても，結局は，ピントがずれた努力であって，私にとっては，やはり，迷惑な行動になってしまうところが，何ともいえず，悲しい気がしました．また，それに関連する失敗談を続けましょう．

　以前，勤務をしていた病院は，全国的にも，喫茶店が非常に多いところで，喫茶店経営をしていたという人たちが多く外来にきます．

　岡元睦美さんも，そんな 68 歳の女性でした．私がお会いしたときは，注文やつり銭の計算ができなくなり，長女さんのご主人が手伝っていました．本人が店に出たがるので，あくまでもコーヒーを運ぶような簡単なことだけをさせていたようです．ある日，よほど腹に据えかねたことがあったらしく，お婿さんが，顔を真っ赤にして，「先生，この間，店で，常連の客に暴言があって，もう，やらせるのはやめました」というのです．そのとき，本人は，「なにも覚えていないんです！　そんな暴言なんかいったのなら，謝りたい」と疲れ切った表情で，私たちにいいました．さすがに，お婿さんも私もバツが悪くて，黙り込んでしまいました．

5）「私たちがやるから…」もときには残酷に響く

　強く怒らないで優しく対応したとしても同じことが起きます．長男，次男のお嫁さんたちが仲良く2人で病院に付き添ってくるひとり暮らしの女性がいました．火の不始末が重なり，すぐ近くに住む次男の嫁が食事を運んでいくようになったころのことです．なにかの会話の中で，「心配しなくても，大丈夫よ．みんながやっていてくれるから」と長男のお嫁さんが優しくいったときです．「わし，わからへん．そんなに悪くなったんか，そんなに迷惑かけているんか」とつぶやき，下を向いてしまったのです．いつもは，調理をしていないのに，「私がやっている！」と言い張り，外来でお嫁さんと言い合いになることもあるような気丈な人なのに，いつにない落ち込んだ姿に，このときばかりは，私も2人のお嫁さんも，こんなに傷つけているのかと気がつき，ハッとしたことを覚えています．

　「なにもしなくていいよ」「私たちがやるから」というのは，優しい気持ちから出ている言葉だと思います．しかし，認知症の高齢者が，いえ，認知症がない高齢者でも，「なにもしなくていい」といわれたときは，「あなたは，いなくていい」といわれているのと同じで，大袈裟にいうと，自分の存在・価値を否定されたと感じるのではないか，と思います．

　ですから，仕事ができなくなって，工場を閉鎖したり，うまく皿が洗えなくなったりするころに，「なにかしたい」といって，なにかをやりだすのは，堅くいうと「自分の生きている意義（存在意義）」のようなものを必死に主張している姿のように思えます．しかし，90歳も過ぎた人が「仕事をしたい」などというものですから，その部分だけを切り取って，「こんな年で，働くとこなんてないよ」と家族にあきれられたり，なにかをしようとして，リモ

コンを壊したり，台所を手伝おうとして，返っておかしなことを
したりして，怒られることになってしまうのだろうと思います．

6）「拒食」とひと言でいいますが…

　次の例は，自分の生きている意義が感じられなくなるとこんな
ことまでおきるという反省です．

　佐分利はち子さんは，89 歳の女性で，長女夫婦と同居していま
した．外来でも，ほとんどしゃべらず，じ〜っとしています．長
女によると，ほとんど，家にこもっていて，外出しないようです．
毎日，昼まで寝ていて，朝と昼兼用のごはんを食べて，なにもし
ないといいます．本当は，朝ごはんも，家族と一緒に食べてほし
いけど，食べたくないというので，やむなく昼食だけ少し食べて
もらうのだそうです．そして，口を開くと「役に立たないから，
死にたい」「どうやったら死ねるか」といって，長女さんを困らせ
るようです．

　長女は，「朝ごはんを食べないのも，あまり食べなければ，死ね
るかも，と思っているのでは？」ともいっていました．このよう
な人たちの例を経験していると，これはあながち間違っておらず，
「こんなだから外で人に会いたくない」「役に立たないから死に
たい」といって，食事すら摂らなくなっている人もいるのだろう
と思います．そのような人たちの中には，「もう役に立たない人間
だから，なにも食べなければ，死ねる」と思っている人もいるの
ではないか，と思ってしまいます．

　私たちは，食事を摂らないと，「拒食」といって，まるで，かつ
ての問題行動やBPSD の１つと理解しますが，自分の存在意義が
感じられないと，存在していないほうがいいという気持ちがそう
させているのかもしれません．

私たちは，毎日，仕事をし，主婦であっても，さまざまな家事を
こなし，たまにはゆっくり休んで，なにもしない日を望むかもし
れませんが，いざ，ある日「あなたは，今日1日，お茶も入れな
くていいし，イスを動かすことも，なにもしなくていいです」「食
事も私たちが運んでくるし，すべて私たちがするから，なにもし
ないで」といわれたら，どうでしょう．それも，毎日，毎日，「こ
れからずっと，なにもしないで」といわれることを想像すると，
結構，残酷なことなのかもしれません．

　パーソン・センタード・ケアでいう，「たずさわること」のニー
ズとはこれほど，大切で，その人が生きていくうえでの存在意義
を左右するようなものだろうと思います．

5.　アイデンティティ

1）いまの能力で判断しない

　大池静雄さんは，妻とその妹と一緒にきていました．多少足が
悪いので，杖を突いていましたが，堂々とした振る舞いの人でし
た．静雄さんは，無口でしたが，女性陣が笑い合って，楽しい外
来を重ねていました．ある日，急にその大池さんが，「あんた，何
歳になった？」とぶっきらぼうに聞くので，戸惑いながらも「50
ちょっとです」というと，「若いな．俺は88だ，2回も兵隊に行
ったんだ！」と，険しい表情で立ち上がり，杖を振り上げそうな
勢いでした．かろうじて，女性たちが止めて，そのまま嫌な雰囲
気のまま帰って行かれました．そのとき，私が思ったのは，なにか
しら，私の態度が彼の誇りを傷つけたのではないか，それであんな
に激高したのだろう，ということでした．常に注意をしているつ
もりですが，どうしても，現在の能力で人を推し量りがちです．

　たとえば，時計が読めなくなったり，簡単なつり銭の計算ができなくなったりすると，ついその能力に近い小学生を相手にしているような態度を取ってしまうことがあるのでしょう．私でいえば，処方箋は必ず，本人に渡すのですが，子どもを相手にするような態度や言葉遣いになっていたのかもしれません．それが，大池さんにしてみれば，「俺は2回も兵隊に行ってきたんだ！」「いまの日本は俺たちがいたから，成り立っているんだ．お前みたいな小僧にそんな態度を取られる覚えはない！」という感じだったのかもしれません．認知症があってもなくても，やはり，高齢者に対しては，人生の先輩としての尊敬の念はもつべきだと強く反省した一件でした．

2）見かけで決めつけない

　次は，思い込みで判断すると痛い目に合うという話です．
　村中さか江さんという84歳の女性が，ご主人と通院していました．ご主人のほうが年上ですから，ご主人もかなりの高齢です．しかし，自動車を運転して毎月受診にきていました．「家に行きたい，家に行きたい」と常にいうことから（すでに実家はない），ご主人は高速道路を走るのが心配でしたが，月に一度，お墓参りに連れていくため，知多半島の端まで運転をしていました．すでに家事はご主人がやるようになっていました．昼はデイサービスに行ってほしいのですが，ぐずぐずいって，なかなか行ってくれません．なにを思ったか，朝，なかなか起きないさか江さんにご主人が，「学校行かんといかんぞ！」といったら，飛び起きて迎えの車に乗ったといいます．外来でご主人が，「学校は行かないかん，と思っているんでしょう」とのことでした．これも，昔，教育されたアイデンティティでしょうが，私の失敗はその会話の後に起

きました．耳が遠くて，「ではまた」などといっても，診察が終わったことがすぐにわからない人や，腰やひざが痛くて，すぐに立てないような人には，私が手を貸して，「さぁ，帰りましょう」などと声をかけます．このときも，すぐに立ち上がらないので，「さぁ，行きましょう」と声をかけ，手を差し伸べたのですが，「どこ行くの！」と強い口調で，私の手をピシャリと叩いて，払いのけたのです．私は，手の痛さと，いったいなにが起きたのかわからないまま，しばし茫然としていました．ご主人が，なだめて帰って行きましたが，あとで，まさか，と考えたことがあります．想像しにくいことですが，「さぁ，行きましょう」と私が手を握った瞬間，『どこ行くの！』と怒って手をピシャリと払いのけたやり取りを考えると，私のことを，「夫のいる前で，自分を誘った無礼な男」と理解したとしか考えられません．当時，50代半ばの私が，やせて小さな84歳のおばあさんの手を取ったからといって，変なことを考えるなんて，とんだ笑い話だとは思いますが，「学校は行かんといかんぞ！」といわれて飛び起きて，行くような人です．いまの客観的な年齢と容姿ではなく，そこには，女学生のさか江さんがいたのかもしれません．ただ，このような心の中にあるアイデンティティは，このような失敗でもしないとわかりません．私たちにできることは，そのときさか江さんは，「いま，どのような世界に生きているのか（アイデンティティ）」と他の仲間たちと，想像することだけです．

3）事実と「本人が経験している人生歴」は同じとは限らない

　もう1人，「本人が経験している世界」について，考えさせられることになったご夫婦の話を紹介します．
　奥さんは，井口ときさんといって，いつも上品なたたずまいの

人で，第 1 回のひまわりの会から参加していました．ご主人は，
元学校の校長先生だったらしく，いつも外来で，「自覚をもって，
計算など努力をしてほしい」「最近の薬の情報は？」などいかにも
勉強家という感じでした．そのような様子でしたので，外来では
ご主人がほとんど話し，最後に「おい，なにか先生に聞くことは
ないのか？」と強くいって，本人は黙って微笑んで終わるのがい
つものパターンでした．ひまわりの会では，ご本人たちが自由に
話し合い，楽しくすごすことを目的としていましたので，なにが
事実でなにが勘違いかなどを詮索することはありません．ご家族
は別の部屋で，それこそ，情報交換をしていたと思います．

　あるとき，会が終わってから，どのような事情か忘れましたが，
ご主人と 2 人きりになってしまいました．とくにお話をすること
もなかったので，その日，ときさんが，「幼稚園の先生をしていた」
という話をしていたことを思い出して，時間つぶしのつもりで，
話題に出しました．会では，みんなで，「えっ，オルガン弾ける
んですか？」とか，他の女性陣の中には，「年金はどうなっている
の？」などとちゃっかりしたことを聞く人もいました．それらに
も笑顔で，「おかげさまで，年金はわりとよくて…」などと話して
いましたから，「昔，飛行機工場に勤めていた」などと昔の仕事の
自慢話をする他の男性たちと同じように思っていました．唯一，
杖をついてゆっくり歩いている人なのに，「郡上の生まれで泳ぎ
が得意ですから，いまもプールに行っています」というところだ
けは，ちょっと変だな，と思いましたが，あまり事実関係にはこ
だわらない会でしたから，そのまま楽しくすごしていました．

　さて，ご主人に，「ときさんは，幼稚園の先生をしていたんです
か？」と聞くともなく聞いたとき，彼はすぐさま「そんなことは
ありません！」と怒ったような強い口調で否定しました．なにか

まずいことをいってしまったかと思ってそれ以上は話しませんでしたが，怖い顔で否定した後，「なりたかったのか…」とつぶやいた横顔をみて，なにか事情があったのだろうと思い，それ以上はお聞きしませんでした．ご夫婦がお帰りになった後，思いました．ご主人は，80歳を超えていますから，ご結婚されたころは，50年以上前のことでしょう．おそらくときさんは，幼稚園の先生になりたかったのかもしれません．しかし，当時の結婚観により，それをあきらめ，「幼稚園の先生になりたい」という希望を封印して，専業主婦として生きてきたはずです．それが認知症になり，本人の世界の中で，「なりたかった幼稚園の先生」という夢，希望が，いつの間にか，「本当に，幼稚園の先生として生きてきた私」にすり替わったのではないか，と思ったのです．そう考えると，足が悪いはずなのに，「いまもプールで泳いでいる」というのも，「昔から川で泳いでいた（これは事実かもしれません）私は，いまも，泳ぎが得意」という世界に生きていることもうなづけます．

4）情報収集と「本人の世界」

　よくその人を知るためには，情報収集が重要だとされます．多くの場合，記憶があやふやな本人に聞くより，ご主人やそのほかの家族から情報を得たほうが，正しい情報が得られるため，本人以外の人に聞くことが多いと思います．しかし，どれほど情報を集めても，「本人の世界の人生歴」はそこにはないはずです．事実かどうか，ということより，「本人の生きている世界」を知ろうとすれば，本人に直接聞くべきですし，そのためには，本人が自由に話すことのできる環境を用意すべきではないかと思いました．このころ，その人らしさという言葉が流行りましたが，家族から収集した事実に基づいてケアプランを作れば，ときさんの場合は，

どのようになっていたでしょう．煮つけが得意だったとか，ずっと専業主婦で生きてきたその世界を再現するかのようなケアプランになるのではないでしょうか？

　ときさんは，実際，オルガンを弾けるかどうかはわかりませんし，泳げるとも思えません．しかし，ひょっとしたら，彼女の語る世界を支えようとすれば，オルガンのある部屋で幼児と交流したり，オリンピックの水泳競技などをみて，「私のほうがすごかった」などと自慢話をしたりするほうが，生き生きと元気ですごせるかもしれません．事実でないことをいうと，医学的には，「作話（さくわ）」とよび，重症化の１つの目安です．文字どおり，「作り話」をいっているとして，大概，真剣に相手にされなくなります．しかし，ケアの世界では，事実と異なろうが，それを修正することに力を注ぐのではなく，本人の感じている世界を支えることこそ，重要だろうと思います．

５）優しさが「子ども扱い」に変わるとき

　もう１つ，今度は，私が怒りを覚えた例です．長年お付き合いがある人たちとちょっとした会があり，皆で食事に行ったときのことです．親戚のおばあさんも出席していました．90 歳を超えていたと思います．足が悪く，だれかが付き添わないと座ったり，立ったりが困難な人です．それと耳もかなり悪くなっていました．しかし，近所の人のこと，私の勤務地などはよく覚えていて，１人ひとり，お土産をもたせてくれるほどでした．しかし，足が悪く，耳が遠いというだけで，若い中居さんが，料理を運ぶたびに，「おばあちゃん，１人で食べられる？」などと，それこそ幼児にいうような言い方をするのです．仲居さんは知らないでしょうが，彼女は，昔は，結構な規模の会社の経理を１人で切り盛りするよう

なバイタリティーあふれる女性で，子どもながらに「すごい人だな」と思っていたような人だったのです．決して，おとなしい主婦ではなく，納得できないことがあれば，相手が男性だろうが，強く抗議をするような負けん気が強い人でした．その人に対して，3歳児か，4歳児にいうように，「おばあちゃん，1人で食べられる？」と話しかけている若い中居さんに無性に腹が立ちました．「お前なんか，かなわないようなすごい人なんだぞ！　その言い方はなんだ！」と怒りたい気持ちを必死に抑えていました．そして，「こんなやつ，怒ってやればいいのに，なぜおとなしく聞いているの？」と思ったりもしました．そのとき，思いました．あぁ，大池さんが杖を振り上げたのもこんな気持ちだったのではなかったのかな，ということです．人は見かけによらない，といいますが，よろよろして，耳も遠くなったいまの姿だけで判断して，やたら「大丈夫？　1人でできる？」などということも，優しい気遣いかもしれませんが，場合によっては，子ども扱いされた，ととられることがあるという話です．

6.　くつろぎ（やすらぎ）

1）生活は，治療に勝る

　認知症の治療薬の最新情報を求める人は多く，ネットでみて，海外のこのような薬は手に入るか，とか，漢方薬が効くとテレビでやっていたから，処方してほしいなどは，外来でよく聞くことです．私も以前は，いろいろな薬剤の開発に関心をもっていました．しかし，いまは，食事やお風呂，清潔な衣類などの健康的な生活に気を配ることがもっとも大事だと思っています．これは，私がそのように考えを変えるきっかけとなった人の話です．

　大隈さんは，70代の男性です．妻を亡くしてから，20年近くひとり暮らしをしており，数年前まで，大工をしていました．あるとき，長女と一緒に受診をしました．年月日を聞くと，7月なのに9月といったり，3つの単語を覚えてもらって後で聞いても，1つがやっとだったりして，MMSEとよばれる問診の検査は，30点満点中，20点でした．早期のアルツハイマー病の可能性もあるかもしれないと思って，採血や頭部MRIなどの精査を開始しました．結果は，典型的なものではありませんでした．しかし，2週間後，4週間後と受診していただくうちに，時計が読めない，「小人がいて，部屋を直している」「トラがいる」などと言い出し，便が下着についたまま，座っていたり，タオルをズボンのようにはこうとしたりして，急速にいろいろなことに支障が生じるようになっていきました．

　あれよあれよ，という感じで進行したため，まだ，介護保険の申し込みをしていません．長女さんと相談して，一時，認知症病棟に入院してもらい，その間，介護保険の申し込みをしようということになりました．私は，まずは食事，睡眠，薬の整理など，基本的なことをチェックしますから，投薬については，持病で長年服用している高血圧などの内科薬のみとし，いわゆるアルツハイマー病治療薬というものは処方せず，様子を見ていました．

　とくに問題なく，10日ほどがすぎようとしていたころです．廊下を歩いていると，「先生，先週の採血の結果はどうでしたか？」と聞くではありませんか．もう，飛び上がるほどびっくりしました．ついこの前まで，1分ほど前のことが思い出せない状態だったのが，先週行った検査を覚えていて，私に聞いてきたのです．驚きながらも，改めて，いろいろ話してみると，若干，認知障害はあるものの，入院したときのような混乱は明らかに改善してい

ました．私は意味がわかりませんでした．

　確かに，症状は典型的なアルツハイマー病だったはずです．ちなみに，「せん妄」とよばれる意識障害があると，幻覚をみたり，服が着られなくなったりすることはありますが，そのような意識障害はありませんでした．

　考えてみると，入院してから私たちが彼に提供したことは，ほとんど生活の支援だけです．栄養バランスが考えられた食事を提供し，風呂に入って清潔を保ち，さっぱりとした服に着替えてもらい，十分な睡眠を取ってもらっただけです．アルツハイマー病治療薬などは出していません．とすると，清潔，食事，入浴などを適切に提供したことが認知障害の改善に寄与したことになります．改善した後も，ある程度支援が必要な状態は続きましたので，結局，認知症対応型グループホームに入居されましたが，このとき，食事，更衣，お風呂など，生活を整えることの重要性を学びました．

　よく外来にこられる家族の中に，とにかく「MRI 撮って，早く薬を出してほしい」と要求する人がいます．大抵，そのような人たちは，「薬は，何か月分まで出ますか？　飲ませておけばいいんでしょ」と薬だけのことしか関心がないようにみえます．そのような人たちには，「生活が大事」と説明しますが，このような話は地味なのか，あまり聞いていただけません．いまのお話は，体調や生活をよりよく保つことで，認知障害が改善した例ですが，今度はその逆です．

2）痛みが攻撃を引き起こす

　坂東ミサヲさんという認知症だけではなく，精神疾患も合併している人が入院していました．ご自身で首を絞めたり，他の人へ

の暴力があったりして，総合病院の精神科では対応できず，入院となった人でした．看護スタッフが，いろいろケアを工夫したり，作業療法士が気を紛らわすような歌はないかといろいろ試したりして，この具合なら，退院できるのではないかとみんなが思い出していたころです．ある日，病棟に行くと，また入院当初のように廊下を小走りに歩き回り，通りすがりのほかの人たちを叩いているのです．お話しを聞こうとしても，怒ってばかりで話になりません．私たちは，「あーぁ，前みたいになっちゃった」とがっかりして話していました．ただ，右肩がいたい，というので，首の辺りから，右肩をシャツ越しに，みましたが，熱感も，発赤，腫脹もありませんでした．

　しかし，その日の深夜から，再び「痛い」と言い出すので，翌朝，今度はシャツを脱がせて，上半身をみると，右肩付近が腫れ，右腕に皮下出血がありました．「まずい」と思って，あわてて全身を見てみると，右足の太ももにも皮下出血が広がっていました．救急病院を受診し，レントゲンを撮ってもらいましたが，幸い，骨折などはありませんでした．この間，「あぁ，またやってしまった」と落ち込みました．それは，ケガをしたことに対してではありません．ケガの痛みのために，いろいろ当たり散らしていたことを，本人の精神不調だと思い込んでしまったことへの反省です．案の定，痛み止めを出したところ，叩いて回ることはなくなりました．

　ケガをしたこと，痛いということが，うまくいえないために，周囲の人や物に当たっていたのです．体調が本人の認知症や精神状態に大きな影響を与えている，ということはいろいろな過去の経験で重々承知しているつもりでしたが，昔のように「怒りっぽくなるのは，進行したせい」という安易な思い込みに戻って，も

う少しで，不要な安定剤を出してしまいそうになった，という失敗談です．それと，横着をして，シャツの肩口から覗いてみることもすべきではなく，きちんとお部屋に連れて行って，全身をみるべきという基本中の基本を怠ったことのバチが当たったのだと思いました．

　ここまで，極端なことは少ないかもしれませんが，体調がちょっとしたイライラや食欲低下に悪影響を及ぼすことは割とあります．最近は，向精神薬への批判が広がって，便秘薬や頭痛薬などのお薬すべてについて使わないことがよしとされる風潮があります．次は，そのような風潮に左右されて適切な対処を怠った私の失敗です．

3）頭痛薬

　柴坂由里子さんは，80歳代の女性です．長男さん夫婦と暮らしていましたが，お2人とも勤務医でしたので，近くに住む長女さんが診察についてきていました．ほとんど，毎日，家に行っていて昼食の準備，通院，デイサービスの送り迎えなどをされていました．

　少し前から，何となく元気がなく，時々頭が痛いような素振りをすることがある，と長女さんが気にしていました．しかし，私は，頭痛薬を出すほどではないだろう，鎮痛薬で胃が悪くなることもあるから，と説明し，処方はしませんでした．そのようなやり取りを何回かして，2，3か月がすぎたころ，「やっぱり痛み止めをいただけませんか？」と長女さんがいうため，しぶしぶ処方をしました．次の診察日，本人の表情がいつもと違い生き生きとしていました．長女さんは，「痛み止めをいただいて，頭痛が減ったのか，ニコニコ話すようになりました」と喜んでいました．私

も，それに合わせて，「よかったですね」といいながら，心の中で
は，申し訳ない気持ちでいっぱいでした．認知症は，中等度以上
で，会話ができる，というほどの理解力はなくなっていましたが，
痛みがなくなってからは，長女さんが話しかけると，反応があっ
てうれしいとのことでした．今更ながら，痛いものは痛いんだか
ら，なぜ，もっと早く痛みを減らすことを考えなかったのか，と
反省しました．柴坂さんについては，もう１つ，体のことで重要
なことを教えていただきました．

　６月ごろ，食欲が落ちてきたと長女さんが心配していたことが
ありました．食欲増進のような胃薬を出して多少戻りましたが，
やはり，あまり食べません．とりあえず，水分だけでも摂れるの
なら，栄養ジュースなど飲んでください，といって外来を終えま
した．いまは，珍しくありませんが，そのころは，まだ，歯科の
訪問診療は少なかったのですが，長女さんは，それを知っていて
依頼をしたようです．そして，次の受診日の際，歯科の先生に口
腔ケアをしていただいたら，お肉も食べられるようになりました，
と報告を受けました．よく，グループホームや施設で，食欲が落
ちると，内科で採血などを受け，問題がないと「認知症が進行し
たせい」といわれて受診することがありますが，これ以来，まず
は，入れ歯の手入れや，歯茎など口腔ケアをすることを勧めるよ
うにしています．次は，認知症の人の食欲低下で経験をしたもっ
と大きな問題です．

4）口の中をみる

　佐藤正一さんは，78歳のアルツハイマー病の男性です．施設で
食欲低下があり，認知症の進行のためといわれて，入院していま
した．入院中に，他の内科の病気になり，関連の総合病院で治療

を受け，再度入院になりました．総合病院では，内科だけでなく，耳鼻咽喉科など複数の科で検査を受けていました．再入院した日の昼食時のことです．スタッフが，なにか口の中がおかしいというため，行くと喉の奥になにやらこぶのようなものがみえます．わからないまま，頸部の CT を撮ると，かなり広がった悪性腫瘍が疑われました．退院したばかりの病院にすぐ受診し，当然また入院となりました．

　後日，院長から電話があり，食欲低下で受診したのに，口の中を診ていなかった医師の失態を詫びると同時に，「いまどきの医者は口もみないのか」と半ばあきれていっていました．私は，謝罪の電話にもかかわらず，自分自身を振り返り，恥ずかしい思いでした．

　確かに，最近はどの科も電子化が進んでいて，診察室に入っても，医師はパソコン画面をみて，検査を指示し，その結果をまた，パソコンでチェックするという感じです．いわゆる，上着を脱いで，下着をまくって聴診をしたり，「口を開けて，アーっていって」などと舌圧子とよばれる平べったい金具を舌の奥に押し込まれ，「ゲェー」と吐きそうになる診察や首の周りを触って，周辺のリンパ腺の腫れなどをみる定番の診察スタイルをみることはあまりなくなりました．

　今回のことは，私だけでなく，地域でも中核的な病院の複数の科の医師が，食欲がないという人の口の中を診る，という診察の基本のキを忘れて，いたという失敗です．いかに高度医療の世の中になっても，口の中やお腹を触る，という基本は守るべきだ，と痛感させられた経験でした．それ以来，食欲がないという人は，「認知症のせい」などの雑音に左右されず，採血や各種検査をするよりも前に，口の中を診て，喉や歯茎に異常はないか，などを

みるように心がけるようになりました. 次は, 私の直接の失敗談
ではありませんが, 医療や看護の基本のキともいえる, 清潔, 整
容（形や姿を正しく整えること）がいかに重要かを認識した例で
す.

5）整容の意義

　私が, 外来で数年間診ていた小野正子さんが, 自宅ベッドから,
床に落ち左大腿骨を骨折したときの話です.

　入院をしていた関連の救急病院から転院の依頼がありました.
日本の救急病院は, 手術をして数日も経てば, 自宅退院か, リハ
ビリテーションを目的とした病院に移動し, 2, 3か月間くらい歩
行訓練などをするのが一般的です. とくにリハビリテーションを
する理学療法士などがいない認知症病棟に移動する人はあまり
いません. 不思議だな, と思っていると案の定, リハビリテーシ
ョンを試みようとすると怒ってしまい, 食事も摂れないため, リ
ハビリテーション病院にも行けず, かといって, 毎日点滴をして
いるため, 介護施設でも受け入れを断わられたということがわか
りました.

　紹介状には,「認知症が重度化したための, 暴言と拒食がひどく,
身体拘束をして, 毎日点滴をしている」と書かれていました. 確
かに, 認知症は中等度以上でしたが, 非常に穏やかな性格の人だ
ったので, 不思議に思いました. 私は, いままで, 奇声と決めつ
けたら, 実はおなかの病気があったとか, 前項でお話ししたよう
な, 坂東ミサヲさんのような失敗をたくさん経験していますので,
だれかが入院すると, まず, 全身をチェックすることにしていま
した.

　この日も, 看護師さんに頼んで全身を見てもらいました. そう

すると，ベテランの看護師さんがやってきて，「パンツに便がたくさん，固まってましたよ，たぶん，2，3日も代えてもらってない感じですね．あれでは，食べられないでしょうね」ということでした．もう，おやつの時間がすぎるころでしたが，おしりを拭くだけでは可哀そうだということで，スタッフが温かいシャワーできれいにし，新しい衣類に着替えさせてくれました．救急病院では，プリン食とよばれる嚥下がうまくできない人用の食事を与えられ，1割も食べないので，拘束をして点滴を受けていたとのことです．

　しかし夕食時に私が行くと，すでにほとんど自分で食べ終えた後でした．10日ほど後に，家族と面談をする機会があり，そのとき長男がいうのには，「食べないと聞いて，おかしいと思っていたんです．自分たちが，みたらしやチョコレートをもっていくとペロリと食べていましたから…」とのことでした．私には，言いませんでしたが，看護スタッフには，「看護のイロハでしょ，トイレなんて！」と怒っていたと，後で聞きました．やはり，急性期の病院のスタッフは忙しそうですから，あまり家族が話すこともできないようで，私たちのようなちょっとのんびりしたような病院にくると，安心するのか，「着替えを毎日もって行っているのに，替えさせてくれなかった」とか，「髪の毛がだんごになってしまって…」など，看護スタッフにはいろいろ，愚痴をいうようです．とくに整容に関する事柄は，お嫁さんや娘さんたちは，すぐ目につくのか，気にされる人が多いと思います．

　実際，小野さんが再入院のため車いすで外来にこられたとき，数年間私が，外来で付き合っていたころの印象とはまったく違っていて，すぐ異常に気づきました．それは病衣とよばれる薄っぺらな浴衣みたいなものの袖口が薄汚れていたことと，急性期病院

130

で患者の取り違え防止のための手首にまかれる ID と氏名入りの
タグがそのままだったことです．髪は梳かれた様子はなく，顔つ
きは呆けた感じにみえました．入院後は時に不機嫌な様子がみら
れることもありましたが，1 か月ほど，清潔を保ち，入浴をする
などしていると食欲も普通になったため，一度家に帰って様子を
みようということになりました．そのころには特別なリハビリは
していませんでしたが，手伝えば，ゆっくり立って歩くことが可
能となっていましたので，入所予定だった老人保健施設はキャン
セルして，自宅に退院されました．

　最後に印象的な出来事がありました．退院前日のことです．「明
日，家に帰るよ，足大丈夫？」と話しかけると，「足が，どうした？
何ともないよ」というため，骨折したことは記憶にないようだし，
痛みもないから，まぁいいかと思い，出ていこうとしたときです．
私の服を引っ張って，呼び止め，「歩けんかったら，先生におんで
（おぶって）もらうで，エエワ！」と笑って，冗談をいうのです．
みんな大笑いです．記憶障害はやはり重度で，足を骨折したこと，
救急病院に入院していたことなどは覚えていないのですが，体調
もよく，気分がよければ，こんな当意即妙な冗談をいえる人なの
だ，これが普通の小野さんだと思いました．

　救急病院で，認知症の人が入院すると，拒食，暴言，暴力など
（よく，BPSD と表現されます）が多くて，大変だといわれます
が，そのような人が，精神科の病院に搬送されてくると，決まっ
て小野さんのように病衣が汚れていたり，寒いのに，素足だった
り，あまり配慮がされていない印象があります．

　家族が整容のことで，気にすることが多いといいましたが，家
族からの苦情だけではなく，思うように表現できない，本人たち
からの苦情が暴言，拒食という形で，表れているのではないかと

思います．ですから，暴言など BPSD とよばれる行動で困ること
があれば，少し見方を変えて，「本人からの苦情」として，私たち
自身を振り返る必要があるのではないか，と思います．

6）不快感は，いらつきに影響する

　ご本人はあまり歩けないので，いつも奥さんだけがくることが
多い権藤宏保さんが，初めてショートステイに行ったときの話で
す．奥さんが，遠方の親族の集まりに参加するため，3 日間だけ
ショートステイをお願いしたそうです．後で，私のところにきて，
落ち込んでいいました．「ちゃんと着替えや上着をもたせたのに，
帰ってきたら，下着の上に，直接ジャンバーが着せてあるだけで，
あれでは，寒い」とのことでした．カバンにはきれいなままの服
や靴も一緒に突っ込んであったそうです．
　本人は，なにがあったかいえないので，事情はわからないので
すが，家に帰ってきてからも，しばらく，イライラしていたよう
です．奥さんは，たばこも吸わせてくれると聞いていたので，渡
していたようですが，「たばこも吸わせてくれなかったみたい．隠
していたみたいだった」といってました．家では，食後に，たば
こを 2, 3 本吸って，夜はぐっすり寝ているとのことでした．こ
れだけのことですが，奥さんの落ち込む姿が気の毒になる一方，
本人が寒い，とか，たばこが吸えるはずだが，吸わせてくれない，
などのクレームがいえない分，イライラや，不眠という形で表れ
るのかな，と反省しました．

7）心地よさは，本人基準で

　配慮というのは，本来，本人の体調のために行うはずですが，
知らず知らずのうちに，自分たちの感覚が基準になっていること

があるようです.

　岩野武史さんの奥さんは, デイサービスで,「失禁をするから, オムツにしてください」といわれたそうです. 私の外来にきたときでも, トイレの場所さえわかれば, 自分で行っていたので, 変だな, と思いました. 奥さんによると, 岩野さんは, 夏でもクーラーがある部屋では, ズボン下をはいているのですが, デイサービスでお漏らしをしたときは, どうもズボン下をはいていなかったようで, 奥さんは,「クーラーで冷えたから, オシッコ行きたくなったんだと思いますよ」と私に愚痴をいっていました. 想像ですが, なにかのときに, ズボン下をはいていることに気づいたスタッフが, さぞ暑いだろうから, と気を利かせたつもりでズボン下を脱がせたのでしょう. しかし, 日ごろ, クーラーで冷えた部屋ではズボン下をはいている岩野さんとしては, 寒くて漏らしてしまったのではないかと思われました. 気を利かせたつもりの行動も, 私たちの適温と本人の感じる適温とは異なる, ということを忘れると, 残念な結果になってしまう, という例です.

8）失禁は, だれの失敗か

　いま, 失禁の話題がでたので, すこし, それにまつわる経験談をします.

　グループホームに入居したり, 介護施設に入所したりしている親の受診のときは, スタッフが同行できない場合は, 家族がスタッフにいろいろ, 状況を聞いてきて, 私に伝えてくれます.

　あるとき, 50代の長男さんが, グループホームに入っている母親を連れて来院しました. 迎えに行ったとき, スタッフに,「おしっこをその辺でしてしまうので, ここでは対応できません. そろそろ, 特養を考えてください」といわれたようです. かなり診察

までお待たせしたので，その間にトイレはどうしましたか？　と
聞くと，「トイレ」といったので，連れて行ったら，ズボンの上げ
下げも自分でできましたといいます．彼は，介護についてはずぶ
の素人ですから，特別な研修など受けていません．本人が，はっ
きり「トイレ」といったのか，そんな素振りをしたから，連れて
行ったのかは，わかりません．ただ，長男さんは，自分が気づい
てトイレに連れて行った今回の経験から，「多分，トイレに行きた
い，と知らせているのに，気づいてくれなかったので，しかたな
くそこでしてしまったのではないか」とお話しされていました．
　これは，素人ながら，鋭い指摘です．
　次も，似たような例ですが，さまざまな研修を受けているスタ
ッフであっても，何らかの思い込みによって，みえているものま
でみえなくなっているという話です．
　グループホームに入居していた女性のことで，娘さんが相談に
きました．やはり，スタッフは同行していないため，スタッフか
らの手紙をもってきていました．医師と相談するようにいわれた
ようです．手紙には，「排泄は，トイレの場所がわからないため，
その都度，ご案内しています．夜間は，ほぼ毎晩，日中は1週間
に2回ほどは，玄関や居室，ゴミ箱などに放尿，放便されること
があります」（原文のまま）と書かれていました．
　大抵，「先生と相談して」というときには，眠り薬や抗精神病薬
の相談をしてということですが，考えてみるとおかしな文章です．
トイレの場所をご案内しているとスタッフが書いているのです
から，場所さえわかれば，できることは理解しているはずです．
しかし，夜間に起きると，急に「放尿」「放便」という言葉に置き
換えられています．これは，「認知症は進行すると放尿／放便する」
という思い込みか，刷り込みのために，普段はできているはずの，

支援ができなくなっている可能性があると思います.

　少し前に，救急病院で拒食，興奮といわれて入院した女性が，お風呂や整容をきちんとしていなかったためだったかもしれないというお話をしました. それは，「認知症だからといって，私を避けないで. ちゃんと他の人と同じように，髪をとかして，衣類も毎日変えてください」という声なき声かもしれません. トイレについても，「放尿，放便と簡単に決めつけないで」「ちゃんとトイレに誘導してください」という本人からの苦情かもしれません. この視点が重要で，忘れるべきではないと思います.

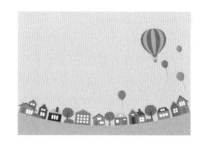

第7章
すべては「人間関係の構築」のために

1. 脳の研究を目指して人間関係を置き去りにしていた

　いままで，数え切れないほどの失敗談をお話ししてきました．私にとっては，認知症を勉強し出した最初の数年間は，いわゆる専門医という先生たちの指導の下，英語の論文を書いたり，学会発表をしたりして，医師としての業績を積みました．しかし，それは，認知症と診断された人がこれからどのような人生をすごしていくか，という発想ではなく，症状と脳画像との関連や診断の勉強だったと思います．論文や学会発表でいえば，どの患者の経過やデータなら論文になるか，といった偏った視点がベースにあったと思います．入院の目的も，介護に疲れた家族を救うために患者を受け入れるという発想であり，それはそれで，当時は家族を救おうという純粋な気持ちだったのですが，残念ながら，本人がこれから，どのように生きるか，などの発想はなかったと思います．やはり，本人には聞かせられませんが，「やっかいな人を入院させてあげる」という発想だったと思います．そして，入院して，怒ったり，叫んだりすると「症状」として，「脳のどこの障害か？」などと頭部 CT や，まだ 30 年前は珍しかった PET などの画像や亡くなったときに行う解剖所見を基に，先輩方が議論をするのを聞きながら身に着けた勉強であり，「認知症患者の診かた」

だったと思います．医師の専門性を示す一種の指標である，英語の論文を何本書いているかとか，国際学会での発表回数など，業績というものは，最初の数年間としては，そこそこ充実したものがあったかもしれません．しかし，学会発表の仕方や，論文の書き方は学びましたが，認知症の人たちとの関係をいかに築き，彼らがどのように幸せな毎日を送るか，それに対し，医師としてどのような支援ができるか，という点では，それらの研究業績は，あまり役に立つことはなく，その点で，パーソン・センタード・ケアの考え方が，私の指針になりました．その考え方の基本的な部分を，私の失敗例をもとに，少し考えてみます．

1）「認知症の人との人間関係」を築くことは可能と知ること

まず最初に，パーソン・センタード・ケアを実践するうえでの，大前提となる「認知症と共に生きる人たちとの人間関係を築く」ということから，考えてみたいと思います．もし，先輩の研究者や専門医とよばれている人に，30年前に「認知症の人との人間関係を築くとは…」などといえば，「そんなことは，福祉の世界の幻想で，もっと重い人をみたことがないからだ」と一蹴されたでしょう．認知症になり，デイサービスなどへ行くころになると，最初は「なにをしてきたの？」など話しかけますが，そのうち，今日してきたことも覚えていないことがわかってくると，今日の出来事を聞いたり，話しかけたりすることも減り，どのように楽しくすごしているか，ということよりも，ただ「預かっておいてもらう」ことが目的になってしまいます．ましてや，初めての場所で，新しい友人ができるか，などの人間関係を気にする人はあまりいないでしょう．

　これらは，素人の思い込みというわけではなく，専門家の先生

たちが，いわゆるエビデンスを基にした説明をすることから，なおさら気にする人はいません．彼らは大抵，長谷川式スケールや，MMSE などのうち，記憶力に関連する検査項目の結果を示し，それがほとんどゼロ点になれば，新しいことを覚えることは無理です，と説明しますから，皮肉なことに家族の「聞いてもムダ」という思い込みをより強化することになってしまいます．ですから，たとえ家族であっても認知症になった夫や妻に，新しい友人や仲間ができるとはだれも思わないのです．

2）私が出会った人たちと築いた人間関係は，ウソなのか？

　それでは，いままで話してきた，私の体験はウソだったのでしょうか？　それとも，ほとんど起きないことばかり，偶然，経験してきたのでしょうか？

　しかし，月に一度のひまわりの会で，毎回会っている出席者のことを聞いても覚えていないのに，会を重ねるにつれ，段々と緊張が取れて，雰囲気がなごんでくることや，重度になってから，私と知り合ったのに，私の名前をいうと，一瞬，表情がよくなる，佐藤佐和子さんのことを考えると，記憶障害をもつ認知症の人たちとの間にも，友人関係というか，人間関係を築くことはあり得るのではないか，と思うのです．

　また，私がよく付き合っていたころは，「やあ，先生」など親しく声をかけてきていたのに，まともに取り合わない日が続くと，「あのバカ医者！」などと怒鳴るようになった玉井さんの態度の変わり様をみると，それとは逆に，私たちの態度のために，人間関係が壊れることもあると思うのです．

　しかし一般に，今日，デイサービスに行ってきたことも覚えていないような記憶障害がある人とは，人間関係など築くことがで

きるわけがない，という考えになりがちです．そのように安易に考える文化のもとでは，佐藤佐和子さんやひまわりの会での出来事は，「あり得ない」といわれ，せいぜい，「非常にまれなケース」といわれるか，それこそ，「診断が間違っていて，ただのうつ病の人だったのでは？」と，学術の専門家から否定されてしまうでしょう．そして，玉井さんが怒ったのは，「病状進行による暴言」と記録されるでしょう．

3）「認知症の人との人間関係」を考慮しなかった結果

　認知症の専門医や研究者は，記憶障害が著明な人に，「直接，ご本人に聞くのは時間のムダなので，家族に聞くべきだ」などと一般医や，若い医師たちに指導しますから，このような認知症の専門家の講義などから認知症を勉強している，ケアマネジャーなど専門職の人たちも，このような考えを吸収し，身につけるようになります．しかし，通常，認知症の専門医や研究者は，いかに初診に長時間かけて，ていねいに聞くといっても，こちらが調べたい，認知障害のチェック項目を念頭に聞き，それができるか，そのときの反応はどうか，などをみていることがほとんどですから，診察室や，病室という場を離れ，人と人としての付き合いをしようとする人はまれでしょう．基本的には，やはり相手は患者という，診断や治療の対象であり，一般社会の中での人間関係を築く対象にはなっていないと思います．

　私がしてきた失敗のほとんどは，認知症の人との人間関係のうえでのものだったと思います．恥ずかしながらいえば，「認知症の人との人間関係などあり得ない」と思い込んでいたために起きた失敗だったと思います．しかし，このようなさまざまな失敗をしなければ，いまの考えに至らなかったと思います．

　しかし，認知症の専門医や研究者の先生方には石山静男さんのことを，私の不用意な行動で怒らせてしまったことはあったけれど，普段は，よく散歩や雑談をするなど，「私たちの関係は非常によかった」とか，玉井さんにいきなり怒鳴られたのは「彼との人間関係が悪くなったからだろう」などの話は，とても話せません．もし，思い切っていったとすれば，「そんなことあるわけない」と否定されるか，「認知症のことをわかっていない素人」とバカにされるのが，おちでしょう．たとえ，現場を知っていると思われる介護事業所の人たちに話したとしても，「もう少し，先生も認知症のことを勉強してください．記憶障害がある人と人間関係なんてあるわけないじゃないですか」とあきれられて，彼らの思う「認知症専門医」ではない，ということになってしまうでしょう．

　やはり，彼らにも私と同じく，人間関係を通しての失敗を経験してもらうしかないのでしょうか．そもそも，相手を患者や担当ケースという目で，マネジメントの対象として見ている限り，名前のあるひとりの人として付き合うことはなく，そのような失敗にも出会わないのではないか，と思います．

　認知症と共に生きる人たちと，よりよい人間関係を築いていくためには，いくつかのポイントがあることが，いままでの失敗談を振り返るとわかります．

2．共にあること

　妻と長男が話しているとき，本人のことを話していないのに，輪から外されていると思うと不機嫌になり，会話ができないながらも輪に入れると落ち着く，という黒木さんの話や，皆が小さい孫にいっせいに視線を向けると，「やきもち？」なのか，暴れたと

いう柴山茂雄さんの話からは，言葉のやり取りさえ，うまくできなくなった重度の人でも，「なにか，自分だけが取り残されている」という感覚は，「嫌なことであり，避けたいこと」だと感じていることが想像できます．さらに，重度の認知症になると，自ら，会話に入ったり，輪に入るための行動を取ることが困難になるために，だれかが，輪に入れるように適切に支援しないと，ずっと，人から話しかけられず，孤立してしまっている姿が浮かんできます．

　よく，ケアの現場で，1人でポツリと座っている人を指して，「あの人は，1人でいるのが，好きなんです」という説明を聞くことがありますが，本当にそうだろうかと思います．もしも，1人でいるのが，好きで，自らそこにいるというのなら，逆に，1人でいたくないときは，自分で席を移動し，適切な言葉遣い，適切な行動を取って，だれかとつながりをもてる人であるはずです．自分の希望でなく，だれかの意志で，何らかの意図のもとで，そこの場に座らされているのなら，決して「1人が好きだから」とはいえないでしょう．

　黒木さんは，ただ機嫌が悪くなるだけでしたが，なかには，柴山さんのように，輪に入れないということで，暴れる人まで出てきます．これらからは，いかに人とつながっている感覚（共にあることのニーズ）が，気持ちの安定に関係しているかがわかります．そして，認知障害をもつ人たちには，人とつながるためには，私たちの支援が必要であり，そのときに，認知症の人との人間関係を築くことが「できる」と理解しているのと，「そんなことはあり得ない」と思っているのでは，支援者の態度はおのずと変わったものになると考えます．

　そして，「共にいたい，輪に入っていたい」という気持ちがあると理解していれば，南海充子さんの娘さんの細かな質問に私が早

□で答えてしまったとき，充子さんが，「わからん！」といって，怒って出て行ったことを，「自分が輪に入れなかったための失敗」と認識し，反省するでしょうが，それが理解されていなければ，ただ単に，「重度化したためのBPSD」であって，自分たちの態度を振り返ることはないでしょう.

　このように，暴言などと決めつける前に，実は，私たち自身が招いているBPSDではないか，と振り返る必要を感じます.

3. 愛着，結びつき

　いままで，1人でいると何となく落ち着かず，不機嫌になったり，自分以外の人たちだけで話していたりすると，急に怒ったりする場面を目にすると，人とのつながりを求めている根源的なニーズがあるのだろうという話をしてきました. このようなニーズと重なり合っていると思いますが，その不安の根源は，「だれかが入ってくるのではないか」「物騒だ」などといって，昼間から雨戸を閉めたり，真夏でも窓を閉め切ったりする行動から想像すると，なぜか，いまいる場所が，安心できる場所と感じられなくなっているのではないかと思います. そこから，「だれかが入ってきて，なにかをもっていった（置いていったという人もいます）」などの，妄想といわれる訴えをする人もいますし，不安だからと，人との接触をより求める人もいます. だから，奥さん（夫）がトイレやほかの部屋にいただけなのに，姿がみえないと，探し回ることが増えるのだろうと思います.

　それでは，姿を見つけたとき，テレビドラマの1シーンのように，「会いたかったのよ，あなたがいないと心配なの」などと相手に抱きつくような感動的なことになるか，というと，決してその

ようなことにはなりません．普通は，「どこいってたんだ！」と不機嫌という形で表れるのが通常です．このように相手を探す行動は，配偶者に限らず，娘さんの場合でも同じです．

　ある娘さんは，「2人暮らしで，お風呂で私がシャワーを使っている音が聞こえているのに，『いる？』と声をかけてくるんです．本当に意味がわからない」といっていましたが，これは実際に，目の前に娘さんの姿をみるまでは，納得できないほど不安が強いのか，なにか，音や明かりだけでは，「娘がいる」と確信できないほど自分の感覚に自信がなくなっているのかのどちらかでしょうが，実際はよくわかりません．そのような漠然とした自分の能力の低下を感じたり，直面させられたりするのは，女性なら，調理や洗濯を，いままでやることがなかったご主人が，代わりにやるようになったことで，感じるでしょうし，男性なら，仕事をしたいが，なにもやることがない，という喪失感として感じるのかもしれません．これらを「楽になった」と感じる人はまずいないと思いますし，自分の存在意義が小さくなっていくと思うのが通常です．

　そして，「配偶者に捨てられる」という不安に結びつくのではないかと思います．ですから，ご主人が，近所の奥さんとにこやかに挨拶を交わしただけで，「そんなことしなくていい！」と怒ったり，ケアマネジャーが家にきて，自分とは別の部屋でご主人と話していると，大声で騒いだりすることが起きるのではないかと思います．おそらく，世間でいう「嫉妬妄想」とよばれるものの一部にはこのような自分の価値が感じられないことが影響しているように思います．これは，身体的ハンディを抱えるようになった人たちが，配偶者にこのような邪推を抱く姿に似ていると思います．

　以上の事柄から考えると，表現の仕方は，いろいろあるでしょ
うが，根本的には，「（たとえ能力が衰えても）常に一緒にいてほ
しい，私を見ていてほしい」という気持ちがあるのだろうと思い
ます。ひと言でいうと，「愛着や結びつき」を求める気持ちですが，
多少言葉を補えば，「たとえ，私がいろいろなことができなくなっ
ても，見捨てないで，結びつきを保っていてほしい」ということ
になろうかと思います.

　もの（人形やコップなど）への愛着，結びつきを示す人もなか
にはいます。それは，信頼している血の通った人とのつながり，
人間関係を求めていても，残念ながらそれが叶えられないとき，
その人たちの代わりの品，場所とのつながりを得て，安心を感じ
ようとしているだけだと思います。ですから，間違っても，「好き
なものを渡しておけば，楽」という考えは，根本的に間違ってい
るように思います.

4.　たずさわること

　家事や仕事ができなくなると，夫や妻が自分から離れて行って
しまうのではないか，という極度の不安（極端な場合は，妄想）
が生じるという点では，なにかをする，という行動は「自分は，
必要とされている」という，自分の価値を感じられるか，そうで
ないかに，強く関わっているニーズだろうと思います.

　家族の中では，「家族のために，家事や仕事をしているから，自
分は求められている人間だ」と思え，安心してつながりを感じら
れる感覚でしょうし，社会の中では，「社会に関わっている」とい
うつながりであり，安心感なのかもしれません.

　ですから，そのような行動が叶えられないと，本林良助さんの

例で話したように，「（ビールとかこぼすから）運ばなくていい」「なにもしなくていい」という一見，気を遣った言葉でも，そのあと，「食事もあまり食べなかった」というように，その人の存在が否定されるようなインパクトを与えることもあると思います．

　86歳の堀井清彦さんが，「（化学の仕事を）もうひと仕事したい」といったり，90歳になろうかという国井将門さんが「なにかやらんといかん」と閉鎖された工場でなにかしらしようとしたりしてできずに困惑している姿からは，なにかに関わっていたい，という気持ちを感じます．そして，本林さんのエピソードと合わせると，「しないでいい」といわれたり，止められたりすることで，自分の存在が否定され，いなくていい人間になったと思うようになるのではないかと思います．そのため，「自分は，いらない人間じゃない」と，何とか自分の存在意義を示そうと「なにかをしたい」という気持ちをもつのだろうと想像します．診察室で，動かさなくてよい，イスを動かそうとする人たちにそのような気持ちを感じます．

　しかし，実際にイスを動かすと，かえって私にとって困った行動になってしまうように，一生懸命やった結果が，「迷惑な行動」と評価されてしまうことが多いという悲しさがあります．そして，本林さんが，ビールや料理のお皿を落とすといけないと止められ，堀井さんが，「なにかもうひと仕事したい，と思っても止められるし」と語ったりするように，自分がすることがなくなると，役に立たなくなった人間という感覚をもつのだろうと思います．

　すでに亡くなったご主人のことを「私がにすく（バカに）なったから，主人が出て行ったんだ」ととらえている磐田すみ子さんにとっては，自分が家のことや，ご主人の身の回りのことができなくなったために，「用なし」になり，夫にとって，自分が価値あ

る人間ではなくなったという，「主人の役に立てない自分＝不要
な存在」という考えが伺えます．このように，「なにかに関わった
り，携わったりすること」が減ることは，私たち，認知障害のな
い人間にとっては，せいぜい「ヒマだ」と思うくらいで，ときに
は，「なにもしなくていいから，楽だ」などという感覚すらもつこ
とがありますが，認知障害のために，以前のような関わりができ
なくなったり，止められたりしている人にとっては，私たちが想
像もできないような，無力感とともに，家族や社会から，自分の
存在が消え，周囲から求められていないという虚無感に苦しんで
いるのではないか，と思います．

5．その人のアイデンティティを知る

　なにかに関わる，携わるということは，すでにその人の嗜好，
それまでの人生経験などに強く影響を受けていますから，その人
のアイデンティティそのものです．そのために，いままでお話し
してきたように，「関わろうとすること」を止められたり，わかっ
てもらえなかったりすれば，その人のアイデンティティ，人生の
否定につながるのだろうと思います．やっかいなのは，その人の
心の中にあるアイデンティティは，外からみえないことが多いこ
とです．もしも，筋肉隆々の人がいれば，運動が好きなんだろう
なとか，流行の服を着ていれば，おしゃれに関心がある人なんだ
ろう，という外見から想像がつく場合もありますが，そうでない
とわかりません．もっといえば，「自分は，本当はこんな感じ」と
いう本人の世界と外からみえるその人とが一致しないことも多
いと思います．
　実際，私たちは，いま目の前にある姿やいまの能力しかわかり

ません．しかし，たまになにかの拍子に，以前やってきた仕事の話や，好きな趣味などの話を少しでも聞く気があれば，いま，私たちの目に映っている姿（客観的な姿）とは異なる姿があるかもしれません．自分のほうが，よほど高齢なのに，「（デイサービスは）年寄りばかりで嫌だ」などといって，嫌がる人の目には，いま鏡に映っている実際の姿ではなく，過去のどこかの時点の自分が映っているのかもしれません．自分が夜中に起きて，いろいろ探し物をするために，奥さんが疲れ切っているのに，「最近，家族に元気がないのが心配です」と家族のことを真剣に心配する国井将門さんの頭には，タンスを開けたり，閉めたりしている自分ではなく，毎日，染色工場で家族のために働く自分があり，自分は元気だけど，「妻が元気がないのは，病気ではないか」と妻の顔色だけがみえているのかもしれません．残念ながら，そのズレを私たちが瞬時につかむことはできません．しかし，外見からわかる客観的な現実と，彼らの感じている世界が必ずしも一致していないことは理解しておくべきでしょう．そうすれば，さまざまな機会を用いて，彼らがどのようなイメージの自分，いつの自分としていまを生きているかを理解する手助けになるのではないかと思います．

　そうした努力を怠り，目の前の「認知障害が進行したお年寄り」という客観的な事実だけをみて，それに対して，対応しようとすると，急に私に向かって，杖を振り上げ，「お前はいくつだ！」と怒らせてしまった大池静雄さんに対する私の失敗を皆さんもしてしまうかもしれません．私も，悪気はなかったのですが，つい「能力の低下した老人」という姿しかみえず，優しい態度を取ろうとしたことが，大池さんからすると「子ども扱いされた」と思ったのかもしれません．彼が怒ったとき，「俺は，２回も兵隊に行

ったんだ！」といったことからもわかるように，彼の中では，「2回も戦争にいったたくましい男」であって，青二才の医者に，子ども扱いされる覚えはない，というところだったのでしょう．私の何気ない，態度や言葉遣いが彼の人生を貫くような誇りを傷つけたのだろうといまになって想像します．

　さらに，過去のどの時点を生きているか，という想像だけでは，理解できないこともあります．井口ときさんのように，実際は，幼稚園の先生だった事実はないのに，「そうなりたかった自分」が，その人の世界の中での生活歴になっていることさえあるからです．その場合は，客観的な情報を得ることだけでは，本人の世界に近づくことはできず，本人の口からできる限り，本人の世界を語ってもらうしか方法はありません．この場合，私たちにできる努力は，一見，会話が困難になったように見える人でも，なにかのきっかけや促しによって，自分の想いを語り出すことがあることを知り，常にそれらを念頭においた関わりをすることが必要でしょう．

　以上，お話ししてきたように，アイデンティティは，多くの場合，いままでの人生の中で形づくられてきているものでしょう．では，認知症になった後の人生では，新たなアイデンティティは，形づくられないのでしょうか？

　月に1回しか行っていなかった「ひまわりの会」を，臨時の工事の影響で，違うフロアで行ったとき，仲嶋実さんや，仲野邦春さんなどが，普段のリラックスした感じとはまったく違って，混乱してしまったエピソードを最初に紹介しました．これは，この2人にとっては，3年間，毎月会っていても，「知らない」というほどの重度の記憶障害があるにも関わらず，月に1度ですが，3年間通った場所が変わると，興奮，といってよいほどの精神不安

定を引き起こしたのですから，すでに2人にとっては，その会に
参加する人たちとの語らいやその場所，その会自体が，アイデン
ティティの一部になったとは考えられないでしょうか．

　長らく中学校の給食の調理をしていた佐藤佐和子さんの認知
症が重度となり，外に飛び出してあちこち歩き回って，目が離せ
なくなり，グループホームに入居した後も，「どんなに怒っていて
も，水野先生の名前を出すと，一瞬，笑顔になるんです」と娘さ
んが教えてくれたエピソードからは，水野という医者との関係が，
佐和子さんのアイデンティティの一部になったとはいえないで
しょうか？　このような例を経験していると，たとえ，重度の認
知症になり，新しいことが覚えられなくなったとしても，理由は
わかりませんが，なにか新しい人との関係，新たなアイデンティ
ティは生まれるのではないか，と思います．

　ですから，ぜひ，アイデンティティは過去の人生の中のどれか，
ではなく，認知症になってからの趣味，友人というアイデンティ
ティもある，という視点をもっていただきたいと思います．

6. くつろぎ（やすらぎ）

　いままで，私のしてきた多くの失敗を，心理的ニーズという点
から振り返ってきました．自分で適切に言葉がでず，うまく人の
輪に入れないと，イライラしたり，落ち着かなくなったりする様
子からは，私たちなら，当たり前のだれかと「共にいる」ことさ
え，自分自身の力でできなくなって苦しんでいる姿が見て取れ
ます．さらに，頼っている人の姿を探して，普通なら，お風呂の
明かりがついていれば，そこにいることがわかるのに，顔を見る
まで呼び続ける姿からは，いかに「結びつき」を求めているかが

わかります．なにかの作業に何の問題もなく，いままでどおり「たずさわること」ができているのなら，せいぜい，「忙しい」という文句くらいでしょうが，うまくできなくなるといつかはそれをだれかに取って換わられることになり，それは，「私は，不要な人間になった」と私たちでは経験できないような，自分の人生や存在自体を全否定されたような感覚に陥り，時に，配偶者や家族に捨てられるという極度の不安につながることさえあることを知りました．

　私たちには，認知症になった人の現在の姿しかみえませんが，現在の見た目や能力から推察をして，対応してしまうと，実際には，本人の心の中にあるアイデンティティと隔たりが大きなときがあり（84歳のおばあさんが，口説かれたと思って私の手を叩いたなど），私のような失敗を犯してしまいます．見方を変えれば，自分の「こうありたい，こうあるはずというアイデンティティ」が，認知症や老化による身体能力の低下，見た目の衰えなどで，叶えられなくなっているために，いろいろな周囲とのあつれきが起きてくるのではないかと思います．

　要するに，現在の身体，認知能力，容姿など周囲からみえる客観的な現在の自分と，その人の心の中に生きている自分とのギャップが，周囲から，BPSDとよばれてしまう言動や行動の根本的な背景にあるのではないか，と思います．

　くつろいだり，やすらぎを感じたりすること自体も，老化，認知障害等によって，叶えることが，段々困難になっていくでしょう．健常な高齢者であっても，膝，背中，腰の痛み，など多くの人にとって，ほとんど不可避な不快があります．さらに男女問わず，頻尿や便秘などあまり人前では言い難い不快さも増えてくるでしょう．排尿や排便に関係する筋力自体も衰え，些細な動作で

下着を汚すことも多くの高齢者が経験することです．また，歩行動作，起居動作が緩慢になれば，「シモの失敗」という死ぬほど恥ずかしいこともいつかは起きてくるでしょう．しかし，これは病院やケアの現場で「失禁」と本人の失敗のごとく語られ，時に認知症の進行のため，と理解されていますが，排尿・排便に関係する筋肉の衰え，反応の鈍化などの影響を強く受けています．「トイレといっているのに，気づいてもらえなかったみたいです」と，冷静に見ていた息子さんや，「排泄は，トイレの場所がわからないため，その都度，ご案内しています」と支援できているにも関わらず，「夜間は，ほぼ毎晩，…ゴミ箱などに放尿，放便されることがあります」という施設のスタッフの手紙をみていると，本人の失敗というよりは，私たちのサポートの失敗とよぶべき事柄かもしれません．

　視力・聴力・嗅覚などの感覚についても，ごく一部の例外を除けば，難聴，視力低下や視野が狭くなるなどあり，テレビや音楽を聴いたり，本を読んだりして，くつろぐこともままならなくなります．いかに補聴器を使用しても，難聴は人とのつながりに大きな壁となっています．周囲の人がその人ごとの難聴の特徴を理解し，大きな声で話すのがよいのか，逆に耳元でゆっくり低い声で話すほうがよいのかなど，実践に即して知る努力が必要です．暑い，寒いの感覚にもずれが生じることがあり，さらにこれらに，認知障害が加われば，室温に合わせて，衣類を選んだり，エアコンを調整して快適にすごしたりすることも困難になり，季節外れの服を着れば，家族にも笑われるなど「人とのつながり」を望む気持ちも，傷ついてしまうでしょう．

　整容の意義のところで紹介した小野正子さんが，拒食，興奮という理由で入院したとき，服がよごれ，髪はぼさぼさで，きれい

な外観の大病院のイメージとはかけ離れたものでした．おむつ交換も満足にしてもらえず，気持ち悪かったために，食欲がなかったことが想像されました．

　この出来事からは，病院スタッフが「認知症老人は会話も通じないおかしな人」というイメージをもち，私たちとは違う存在であって「共にあること」など考えられないと思っていることが推察されます．そのために，私たちと違う彼らは，汚いことが不快という感覚もなくなっているだろうと思ってしまったために，看護の基本である衣類の交換，整容を保つという「やすらぎのニーズ」を妨げるようになってしまったのではないか，と思います．

　また，なにか好きなことに関わっているときは，リラックスできるでしょうが，自分のペースではなく，急かされたり，自分のやりたいような仕方でない方法でやらされたりすれば，当然，リラックスできないでしょう．その点では，このくつろぎ（やすらぎ）のニーズも，アイデンティティや人との関係と重なっているところが多くあります．

　いままでお話ししてきた，いろいろな気持ち，ニーズはすべて，周囲の人との人間関係をよりよくするものです．逆にこれらが，うまくいかないと周囲の人との関係が保てないか，最悪の場合，断ち切られてしまいます．残念ながら，「死んだほうがまし」「生きていても仕方ない」などと，家族やスタッフにいう人が，多いのはその影響ではないかと思います．

　ですから，いままでお話ししてきたいくつかの心理的ニーズへの適切な支援がないと，自分の価値はまったくなくなったと感じ，「死んだほうがいい」といったり，ときには，佐分利はち子さんの娘さんが「食べなければ死ねるかも…と思っているのでは」といったりしたように，自分を卑下して，食事を拒むという形で表

れることもあるかもしれません．ですから，ただ「拒食」という
BPSD だと決めつける前に，なにか，その人が，自分の価値がなく
なったと思うような関わりを私たちがしていないか，を振り返っ
てみるべきだろうと思います．

　夫が，近所の奥さんに挨拶しただけで怒った河又マツ子さんの
ところで話したように，私たちはだれも，正直に口に出してはい
わないでしょうが，「（たとえ能力が衰えても）常に一緒にいてほ
しい，私を見ていてほしい」という気持ちを訴えているのだと思
います．端的にいえば，周囲からの変わらぬ人間関係，愛情を求
めている，ということだろうと思います．

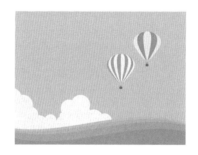

第8章
現場の反省

1. 思い込みによる失敗

　私は，外来で本人以外に，ご家族と介護現場の人たちと両方お会いする機会があります．多くは一緒に来院するのですが，現場の様子を伝え聞いてご家族だけで受診することもあります．そのようなときに，介護のプロである現場のスタッフより，認知症の研修など受けていないはずのご家族のほうがよくわかっている，ということを経験することがあります．ご家族の皆さんは，親族が介護事業所にお世話になっているため，直接，ケアスタッフにクレームをいうことは少ないのですが，外来でしか会わない私には，話しやすいのか，気を許して時々本音が出てきます．それを聞いていると，私たちも現場の一員として，反省すべき点が多々あります．しかし，これは明らかなミスというよりは，よかれと思ってしてしまうことが必ずしもよいとは限らないという複雑な問題です．

2. 「私たちと同じにすべき」とよくいわれますが…

　認知症ケアについての研修会で「認知症の人たちと私たちはなにも変わらない」「だから，一緒にすべき」といわれます．具体的

には，だから，食事も私たちが家庭で食べるのと同じように，み
そ汁や，おかずなどそれぞれ，お皿に盛りつけて出すべきとか，
お風呂も，私たちが毎日入るのであれば，認知症の人たちも毎日
入ってもらうべきだ，というものです．特に，外部からの見学者
や役人が監査などで訪れると，一般家庭と同じように１つずつの
お皿に盛られたおかずをみて，「素晴らしい」ということになりま
す．ただ，実際見栄えはよくても，認知症の人たちに合っている
のかというと，果たしてどうかと思うような経験も多くしてきま
した．

　ご本人の会の第１回目に参加された大畑桜子さんのご主人は，
「皿がいっぱいある（ぜいたく）と，嫌がる」といっていました．
私たちなら，旅館の夕食のように，あれもこれもあって，目移り
しそうな品がたくさん並んでいることが，非常にぜいたくでうれ
しいものでしょう．しかし，桜子さんにとっては，どれから食べ
ればよいのか，と考えたり，迷ったりすることでイライラが起こ
るらしいのです．ですから，ご主人は，「回転ずしがいちばんいい，
１つずつだから」といっていました．

　実際，このことで，グループホームで「病院に行ってください」
といわれてしまった人もいます．三科とし子さんは，84 歳のアル
ツハイマー病の人で，しばらく前から，認知症対応型グループホ
ームに入居していました．入居してからも，毎月，私のところに
ご本人を連れてお嫁さんが通院してくれていました．あるとき，
予定の受診日ではないのにこられたときがありました．グループ
ホームから，病院に行ってください，といわれたとのことでした．
グループホームの看護師さんに，最近食事が減っている，どこか
悪いかもしれないから，早めに病院に行って検査をしてください，
といわれたとのことでした．それなら，内科に行くべきですが，

なぜ，私のところにきたかというと，すでにお嫁さんには，食事が減っている理由がわかっていたらしいのです．彼女は，私に「家では，1品ずつ出せば，全部食べます．一度にたくさんのお皿が出ると食べ方がわからないんです」とわかりやすく話してくれたのです．

　実は，入居してからも，週末はおうちに連れ帰り，お嫁さんの作る料理を食べていたため，素人ながら，とし子さんの食べる様子をみているうちに，そのことに気づいていたらしいのです．では，なぜすぐにグループホームの職員にいわないのかと聞くと，「申し訳なくて，いえない」とのことでした．私たちのほうが，一般の家族介護者より，何だって詳しいに決まっている，という思い込みは，このような失敗を引き起こすという話です．

　結構このようなことに気づいているご家族はいて，「お皿に別々に出すと，食べない．ご飯に乗せたほうがよく食べる．だから，品がよくないけど，どんぶりものにするとよく食べる」と，見学者からの評判では，悪い代表のように思われるご飯におかずを乗せて食べるほうが，混乱なくよく食べることに気づいた息子さんや，「皿がいくつも並ぶとだめだ，1つの皿に入れると食べるんです．情報が多いと混乱するんだ」といっていたご主人もいました．

　要するに，「私たちと同じにすべき」というのは，認知障害のない私たちにとって，よい印象を与える標語でしょうが，認知障害をもっているご本人たちが，どのようなお皿の配置，ご飯の盛り付けが，より視覚的に食べやすいものなのかは，別問題なのだろうという例です．

　ただ，残念なことに，私のような介護現場ではない人間には，ご家族は気安く愚痴をいうのですが，肝心の介護現場の人たちに

は，伝わっていないことが多く，彼らが自分たちの失敗に気づく
ことは少ないのかもしれません．

3. 平等の2つの意味

　前項の話は，お料理の並べ方や，盛り付けが，私たちにとって，
うれしく贅沢なものであっても，認知症を患っている人たちにと
って，同様にうれしいものとは限らないという話でした．実際は，
多くの場面で，「私たちも，認知症の人も同じなのだから，平等で
あるべき」という主張があります．私が思うのには，平等という
のは，「人権としての平等」という意味と，「等しく，その人のニ
ーズに対応する」という少なくとも2つの意味があるのではない
か，と思います．前者は，成人になった人の選挙権などが典型的
なものでしょう．障害を抱え，自分で動けなくて，施設や病院に
入院している人でも，選挙権を行使することは保証されなければ
なりません．私の勤務していた精神科の病院でも，入院していて
も投票できるように，病院は投票箱などを用意していました．身
体障害のため，自分で外出できない人も，妄想がひどい人でも，
権利は保証されています．もしも，「同じようにすることが平等だ」
という理解に基づけば，あくまでも，一般市民と同じように，市
役所などの投票所までこなければならない，ということになって
しまい，かえってこのような人の人権は保障されません．
　この場合は，「選挙権は平等に有する」という平等を守るために，
その人のニーズに合わせるため，「その人に合わせた対策を取る」
ことが平等に処することになるのです．「会議は2階の会議室で
行います．ただし階段しかありません．皆，平等ですから，私た
ちは，あなた方を同じように扱います」と足が悪い人にいったら，

もはやそれはハラスメントでしょう.

　平等という言葉には,「人権としての平等」と「平等にそれぞれの人のニーズを見きわめ（アセスメント）, ニーズを満たすようにする（アプローチ）」という 2 つの意味があることを意識すべきだろうと思います.

　ケアの現場では, 似たようなことがたくさんあり, ときに, お風呂についても, 首をかしげるような平等論がよくあります. 私たちは毎日入るのだから, 毎日入ってもらうべきだ, 施設や病院だから, 週に 2 回と 3 回とか決めるのはこちら側の都合だからおかしい, という意見があります. 私も,「平等」といわれると, なかなか反論できないのですが, 次項の人の経験を聞き, やはり,「同じことを提供するのが平等」という安易な「平等論」だけを振りかざすべきではない, と実感しました.

4.　平等より, 自分のペース

　池口銀造さんは, 90 歳くらいの人で, 愛知県有数の高級有料老人ホームに入居中でしたが, 暴力があるという理由で受診されました. 外来でお会いしたときは, 静かに車いすに座って時々笑顔をみせていました. 施設にいるのに,「家族と暮らしている」といい, 家族の認識もあいまいで, 典型的な重度のアルツハイマー病だと思われました. 同行した看護師は,「最近, 着替えやお風呂介助のとき, かみつきや暴力などがあり, 異常だ」といいます. こちらは, 認知症かどうか, もしそうであれば, どのような認知症で, どの程度か, は診察することができますが, 施設内で経験するBPSDとよばれる実態があるかどうかの判断はできません. 介護保険施設で限界といわれれば,「いったん, 入院して様子をみま

しょう」ということになります．この人も同様で，認知症病棟に入院し，どのようなときにかみついたり，暴力を振るったりするのか，を注意深く見ていました．しかし，2週間がすぎようかというころでも，ただ，会話にならないようなやり取りをほかの人として，ニコニコしているだけです．

　2週間後の様子をお話しするために，長女さんにきてもらったとき，すべてが明らかになりました．長女さんがいうのには，確かにお金の心配などせずに生きてこられた人で，愛知県では高額なレベルの有料老人ホームに入っていますが，もともとあまり服を買ったり，おしゃれをしたり，することに関心はなかったとのことです．それで，お風呂も毎日入ることもなく，せいぜい週に2，3回程度で，毎日入らされることが苦痛だったのではないか，といいます．「（週に3回という）病院のお風呂の回数が本人に合っていたのだと思います」といわれたときには，半分恥ずかしく，苦笑いするしかありませんでした．

　さらに，利用者をオーナー様とお呼びするような高級な老人ホームだけあって，服もちょっとほつれただけで，新品のものをもってきて，ほつれがある服は処分されてしまうとのことでした．本人は多少汚れようが，ボタンが取れようが気にしないタイプだったようですが，毎日着替えてもらおうという真面目なスタッフが取り上げてしまうため，「泥棒！」と騒いだということでした．このようになかなか「私たちが思う普通」と「本人の普通」が合致しないことをたまに経験します．

　「単純に同じものを提供する」ことが，平等ではなく，「どんな人にもそれぞれのニーズがある」とそれをわかろうとし，それぞれにあったケアを提供することが，「平等に接する」ということになるのではないか，と思います．もしも，「どんな人にも，同じも

のを提供すること」が平等であり，それが目標であれば，逆にいえば，1人ひとりのリズム，嗜好，認知障害の程度など考慮しなくてよいことになり，「楽なケア」になってしまうのではないでしょうか．

5.　過剰なサービス

　次は，「サービス」についてです．介護保険サービスというくらいですから，サービスの提供です．私が，いわゆる脳の専門医を目指して，病院での検査や診察中心で生きていたときは，介護というのは，服が着られなくなったり，風呂で自分の体を洗えなくなったりした人のお世話をしてあげることだ，くらいに思っていました．しかし，現場に身をおくようになると「サービスがよすぎて困る」という声のあることや，サービスについて切実な問題があることを知りました．

　あるお嫁さんは，「デイサービスでは，『かばんもちましょう』『靴を履きましょう』と至れり尽くせりなんです．ショートに行けば，靴の紐も結んでくれる，髪も洗ってくれる…．でも，帰ってくれば，当然家族はなにもしてくれないので，何となく機嫌が悪くて，不満そうなんです」と，サービスがよすぎる不満（？）をいっていました．さらに，いままでは，自分の食べたお茶碗くらいは洗い場にもっていって洗っていたのに，なにもしなくなった，と愚痴をいってました．

　このような人たちは，ショートから帰ってきて，しばらくはできなくなっているけれど，また数日でできるようになるといいますから，これらは，認知症の進行による能力の低下というよりは，大げさにいえば一種の廃用症候群のようなものかもしれません．

　「デイサービスに頼めば、楽だけど、動けなくなってしまうと困るから、週2回にしています」といっていた 92 歳の母親をみている長男さんや、「車いすになったら、ダメだね。家では、トイレまで連れて行っているのに、（デイは）すべて車いすになってしまうから、歩けなくなる」といっていた奥さんもいます。また、記憶障害があるので、不思議ですが、「デイサービスでは、行ってすぐ、風呂に入るので、家でもすぐ裸になってしまう」とデイサービスやショートステイでのリズムや介護が、かえって家で支障が出てしまうこともあるようです。

6. サービスの意味

　このような経験をしていると、本来のサービスとは、このようになにからなにまでしてあげることではないのではないかと思うようになりました。
　たとえば、デパートやしゃれたブティックにセーターでも買いに行くとしましょう。入るなり、「なににしますか？」「これがいいですよ」などといってきて、他の棚をみようとしても、ずっとついてこられたら、うっとうしくなって、出て行ってしまうのではないでしょうか？　それとは反対に、いらっしゃいませ、といった後は、客がいろいろ眺めているのをさりげなくみていて、気に入ったものが見つかったけど、サイズはどうなのかな？　とちょっと悩んでいるとどこからともなくやってきて、「サイズをお出ししましょうか」などと初めて声をかけてくる店員もいます。いわゆる「かゆいところに手が届く」という人です。本当のサービスとは、なにからなにまで、やることではなく（全部やられたら、うっとうしい）、ちょっと手伝ってほしいときに、そのところだけ

をサポートしてくれることではないかと思うのです．それこそが，プロのサービスではないかと思います．

　しかし，これにはあくまでも，相手がなにをしたいか，自分でやりたそうなら，その気持ちを優先し，その人ができること，これ以上はできないといった事態をつかむ鋭い観察と適切な介入が求められます．おそらく，このように 1 人ひとり違うニーズを考えることなく，全員同じように，全部やってしまったほうが単純で楽なのではないかと思ってしまいます．全部介助するほうが肉体的には大変でしょうが，いろいろ考えなくてもよい分，単純な労働に置き換えることができるような気がします．

　「興奮」を理由に入院となる人たちをたくさん見ていると，介護施設やデイサービスでの「興奮」の原因の何割かは，「お世話のしすぎ」によることがあるように思えます．なにかあると心配だから，とずっとマンツーマンで付きっきりで歩き，最後には本人が怒ってしまうとか，服を下ろしたりトイレから，車いすに移動したりすることが，十分できる人なのに，全部付きっきりでやってしまい，怒らせてしまうことなどがよく経験する例です．

　これも，相手の能力，やってほしい人，自分でやりたい人などを考慮することなく，「全員同じように，一定の介護を提供する」ことの弊害なのでしょう．

7.　ケアプランは一律にはいかない

　介護保険が始まったころ，知り合いの研究者が，ケアプランの作成プログラムの開発を行っていました．いくつかのキーワードを入力すると，自動的に標準的なケアプランが出てくるものでした．いわゆる「ケアの標準化」を目指した手法の 1 つだったと思

います．日本全国どこでも，ケアの差がないようにしよう，という掛け声から，「標準化」という言葉が使われだしたと記憶しています．ですから，認知症ケアに関する学会や研究センターなどで，理念として「ケアの標準化」を謳っているところも多く存在します．

　しかし，いつの間にか，「同じものを提供することが標準化」と理解されてきてしまっている気がします．平等論のところでお話ししたように，「同じものを提供すること」が，平等や標準ではなくて，その場，その場の人たちのニーズに，等しく適切に対応することが平等であり，標準ではないかと思います．ここでは，また私や私の近くの現場の失敗談を通してこの「標準化」を考えていきます．やはり，ワンパターンな支援をしてしまう失敗から，学んだことが多くあります．

　ひとり暮らしの高齢者が，いままでできていたことが段々できなくなってくると，まずは，火を使う調理を避け，宅配弁当を手配し，それも腐らせるようになると，デイサービスを利用し，そこでお風呂に入るように誘導し，次はショートステイなどという流れのようなものがあると思います．私も，かつてそれに沿った考えをしていて，宅配弁当が届いたことを忘れて腐らせてしまったり，ヘルパーさんがせっかくお茶を作っておいてくれているのに，だれかにいわれないと自分でそれを飲むことができなくなったりすると，そろそろデイサービスを毎日使って，家では寝るだけにしないと，などと考えていました．

　鈴木容子さんは，80歳のアルツハイマー病の女性で，長男さんと2人暮らしをしていました．息子さんは　毎日遅く帰ってくるので，ほとんど介護には関わることができません．自動車で15分くらいの所に住んでいる，長女さんが買い物などの援助をしてい

ました．鈴木さんが，昼に届いた宅配弁当を冷蔵庫にしまい込んだまま，食べるのを忘れて，腐らせるようになり，そろそろ自宅も限界か，と長女さんと相談を始めたころの話です．ある日の外来で，長女さんが教えてくれました．あるとき，いつものように家に行くと，なぜか鮎を 3 匹買ってきていて，煮込んでいたというのです．そして，宅配弁当を腐らせてしまうのに，3 匹を甘露煮にし，冷蔵庫に入れて，毎日，1 本ずつ食べていて腐らせなかったというのです．また，驚くことに，昔のように近くの，八百屋や，魚屋に行って話すようになったので，元気になってきたとのことでした．しかしある日，急にそれは終わりました．いつも近くの私鉄の駅から，電車に乗って八百屋に行っていたのですが，ある日を境に行けなくなったのです．後でわかったことですが，いままで決まった駅から 1 つか，2 つ乗って買い物に行けていたのは，昔ながらに駅員がいたからだったようでした．自動化されても，しばらくは駅員がいたようでしたが，ある日を境に完全無人化されたのです．ひょっとしたら，決まった時間にくるおばあさんなので，駅員も覚えてくれて切符を買ったり，電車に乗り込むとき，気をつけてくれていたりしていたのかもしれません．自動券売機の前で，チケットの買い方がわからず，困った末，とぼとぼ帰る姿を想像すると何ともいえない気持ちです．

　駅の無人化は社会的な問題であり，私たちの力ではどうしようもないことです．しかし，ガスを使わせないように，宅配にしたのに，それを腐らせ，もう入所かと思ったら，自分で好きなものを買ってきて調理していたというのは，なかなか本人の能力を見きわめることは難しいし，リスクをどのように考えるか，という点で感慨深い例です．ちなみに，鈴木さんは，それから数年経って，日中のほとんどをデイサービスですごしていますが，いまも

家で暮らしています.

　ひとり暮らしの認知症の人にどのように関わるかという点で,いまも私が後悔している人や,医師としてなにを目指すのだろうと,悩むことになった人たちをもう少し紹介します.

　西本正子さんは,4人姉妹の長姉でした.長らく親の面倒をみていたため,婚期を逃し,お子さんもいませんでした.両親が亡くなった後は1人で実家に暮らしていました.ある日,3人の妹たちに連れられ,私の外来を受診されました.50年以上も,電車ですぐ近くの市場に通い,糸や生地の行商をしていましたが,お金は割と余裕があり,どちらかというと生きがいという面が大きかったようです.

　あるとき,妹さんが隣の土地の測量のために行くと,リフォームの悪徳業者に数百万円の被害があることがわかりました.さらに,なじみの卸業者にいわれるまま,大量の商品を購入してしまい,家の中が一杯になっていることも判明しました.市役所に相談に行ったところ,私の外来を教えてもらったということでした.案の定,中等度のアルツハイマー病が疑われました.印象に残っているのは,結婚して県外に住んでいる妹さんたちが必ず,全員そろって受診するのですが,妹たちばかり大きな声で「前,入院したとき大変だったから,施設に入れなきゃ」という話をしていることです.本人は,いつも,妹たちに囲まれて,申し訳なさそうに,言葉少なにしていました.介護認定もこれから,という時でしたから,案の定,ケアマネジャーは,まずはデイサービスを薦め,取りあえず,週2回行くことになりました.

　しかし,毎日,行商に行っていたため,デイサービスの日と,行商に行く日を間違え,デイサービスの日に,行商に行こうとして電車に向かう途中で,デイサービスの車が気づいて乗せていく,

ということもたびたびでした．行商の荷物をそのまま持っていく
ものですから，そこで物々交換みたいなことをしてしまい，責任
者に「ルールを守ってください」と叱られることもあったようで
す．元々，市場には友人も多く，食事のやりとりや体調のすぐれ
ないときには，手助けも受けていたようです．しかし，近所には
知り合いもおらず，デイサービスにいっても，ぼーっとしていて，
時々，「市場に行きたい，みんなはどうしている？」と泣いたりし
ていたそうです．

　そのようなことを妹さんたちが報告する通院が数か月続いた
ときでした．3人がそろって笑顔で診察室に入ってくるなり，「先
生，グループホームが決まりました！」と大喜びで報告したので
す．本人は，しょんぼり座っているだけでした．これでいいのだ
ろうか，と思いながら，グループホームの担当医師に紹介状を書
いて，私とのお付き合いは，終わったのですが，いまも3人の妹
さんたちの満面の笑みと対照的な本人の落ち込んだ姿を思い出
すたびに，こんなに簡単に，決まったベルトコンベヤー式の作業
のように，進めて行ってよかったのだろうか，と後悔しています．

　ケアマネジャーも私も，さらに当の本人も，3人の妹さんたち
に囲まれるとつい，その流れに従って進めてしまったのですが，
もしも，妹たちと私やケアマネジャーと，西本さんの通っていた
市場に行き，そこでの生活がどのようなものであるか，そこで彼
女を支えている友人たちと話をして，今後のことを考えたなら，
また，違った方法が見つかったのではないかと，いまさらながら
思います．

　やはり，私たちは，「認知症」「悪徳業者の被害」「独居」「遠方
の親族」などのキーワードだけから，「デイサービスで慣れた後は，
グループホームへ」とつい，保護的な観点で考えがちですが，西

本さんの生活を知るためには，家だけでなく，「市場」と「市場で
の友人たち」という現場を実際にみて，本人や友人を入れて考え
るべきではなかったかと思います.

8.「死ねばいい」といった妻の気持ち

　今度は，介護に疲れた妻が「いっそ死んでほしい」とまで，い
ったその言葉をめぐって，しみじみ感じたお話です.
　ひまわりの会に参加していた，仲野邦春さんは，昼夜関係なく，
外に出て行ったり，そのたびに大変なことを起こしたりして，入
院になったこともあった人ですが，そのころ，奥さんが，ケアマ
ネジャーに怒った話を，スタッフを通じて聞きました. 奥さんは，
初めて担当になったケアマネジャーに，夜間，いろいろなことを
したり，出ていこうとしたりするので，いかに大変かを話し，そ
れをじっくり聞いてもらったそうです. 相当，追い詰められてい
た様子で，最後には，「もう，（主人なんか）死んでほしい」とま
でいったそうです. ケアマネジャーは，それを聞いて，ではショ
ートを使って，グループホームも申し込みましょう，と提案をし
たようです. 特に何の落ち度があるとも思えません. しかし，彼
女は，「いい加減にして！あなたなんかに，私たち夫婦の 50 年間
の生活のなにがわかるの！」と怒って，追い返してしまったとい
うのです.
　この話は，ケアマネジャーが悪いわけではないと思います. 実
際，数か月後には，提案どおり，ショートステイを利用し，最終
的にグループホームに入居することになったのです. 私が感じた
のは，家族が「こんなに大変だ」と私たちに訴えることと，「どこ
かに頼みましょう」という私たちの提案は，イコールではない，

ということです．奥さんとしては，私やケアマネジャーにいかに
大変で，死んでほしいくらいだ，といいたかったのでしょう．

　しかし，だからといって，「じゃ，入院しましょう」とか，「入
所先を手配します」と，さっさと事を進めてほしくない，という
複雑な感情があることを学びました．つい，「死んでほしい」なん
ていわれたら，私だってすぐ相談員に電話をかけて，「ベッドの空
きは？」とか，至急対応することが親切だと思ってしまいます．
確かに至急対応してほしいのだろうと思いますが，なにか流れ作
業のように，スムーズに進めないでほしい，というような複雑な
思いを感じました．「私たち夫婦の 50 年間のなにがわかるの！」
という言葉にそれを感じます．うまくいえませんが，さっさと（冷
静な顔で）進めないで，その前に，一緒に悩んでほしい，苦しん
でほしい，そんなに簡単に調整しないで，みたいな想いを感じた
1 件でした．

9．ヘルパーさんの不思議な発見

　次は，いままでお話ししてきたような，パターン化されたケア
プランの常識を見事に覆した例です．私自身がなにか助言指導を
したわけではなく，「こんなことがあるのか」と自宅で生きていく
ことの可能性を教えてくれた例です．

　上江和喜雄さんは，初めてお会いしたときは，87 歳と高齢でし
たが，がっちりした体格で，ほんの 1，2 年前までは，近くの銭
湯まで自転車で通い，まき割りのバイトをしていたほど元気な人
でした．しかしその途中，バイクにはねられ，高次脳機能障害と
いう脳へのダメージを負ったことから，記憶障害やさまざまな日
常動作に支障をきたし，認知症に似た状態になりました．初診時

の MMSE は，11 点と重度の障害を認めました．

　食事をつくることは当然できず，それだけではなく，扇風機やエアコンを使うこともできなくなっていました．次女さんが一生懸命通いましたが，週に数回，仕事帰りに寄ることが精いっぱいでしたので，デイサービスを利用することとしました．週 3 回程度通えるようになり，お風呂やその間の昼食などの心配はなくなったのですが，新たな問題が起きました．デイサービスがない日に，そこまで歩いて行こうとして，夏の最中に倒れてしまったのです．熱中症でした．さすがに「施設か」と思いましたが，デイサービスを週 4 回と増やし，デイサービス以外の日は，ヘルパーさんに入ってもらうようにして，もう少し様子をみることとなりました．といっても，ヘルパーさんは，朝に 30 分ちょっといるだけです．

　当時，すでに上江さんは，冷蔵庫にガムテープをしまうなど，冷蔵庫と戸棚の区別がつかなくなっていました．たとえば，ペットボトルのお茶を冷蔵庫にしまっておいても，自分で出して飲むということができませんでした．扇風機も自分で使えず，水分も摂れないとなれば，脱水症になってしまいます．しかし，どのようにして気がついたのかはわかりませんが，ヘルパーさんが，朝，保冷機能のある水筒に，冷たいお茶を 2 本，作っておいておくとなぜか，そこからお茶を飲むことはできることがわかったのです．冷蔵庫の意味はわからなくなっていたのに，水筒の意味はかろうじてわかっていたのです．そして，この工夫と，次にまたヘルパーさんが，発見した魔法のような方法のために，彼は，2，3 年間熱中症にはならずに家ですごすことができました．

　その魔法とは，ヘルパーさんが，帰り際に，「今日はお家だよ」といって，肩を 2，3 回ポンポンと叩くことでした．そうすると，

なぜか，それが合図となって，今日はデイサービスに行く日ではなくて，家にいる日とわかるようになったのです．まさか，他の人にも，この方法が使えるとは思えませんが，ヘルパーさんの工夫と発見はすごいと思いました．

　熱中症対策はこれでよしとして，後は食事です．当時は，朝，夕食は宅配の食事が届くので，それを食べ，昼は，千円札をもって，近くのコンビニに行って弁当を買って帰るという決まった行動パターンはできていました．よく経験するように，彼もつり銭の計算ができないので，毎日，千円札で買っていたようでした．その千円札は，長男が週に1回，日曜日に，まとめて渡していました．毎週，行っている間に，長男が本人のある習慣に気づいたようです．

　それは，つり銭を，布団の下に隠すことでした．毎日のおつりとなれば，結構な量になりますから，それに気づいてからは，彼は，毎週末，行くたびに，布団の下に隠してあるつり銭を回収し，千円札にして，渡すということをしていました．そのような生活を1,2年したころ，ケアマネが家を訪れたとき，同席していた次女さんのことを，「だれ？」と聞いたことがあったようです．「次女さんでしょ」といっても「わからん」といわれ，「さすがに，ショックでした」と次女さんが，外来で話されていました．上江さんは，先程の姉妹がたくさんいた西本正子さんより，ずっと重度の認知症状態にあるにもかかわらず，自宅で生活できる，ことを教えられた例です．

　考えてみると，上江さんの場合の特徴は，ヘルパーさん，次女さん，長男さんと，周囲の人たちが，高次脳機能障害になってからの本人の生活の特徴やくせ，のようなものをとらえ，彼らのほうが，上江さんに合わせていたことです．だれも彼ができなくな

ったことや，新たな習慣（これもアイデンティティといえるでし
ょう）を責めていないのです．冷蔵庫にペットボトルのお茶を入
れておけとか，つり銭を布団の下に隠すななど，責めている話を
聞いたことがありません．それとヘルパーさんのサポートはほと
んど神業としか思えません．ただの家事の手伝いをしている人の
ように考えていた私が間違っていたことを教えてくれた，という
点で忘れられない人です．

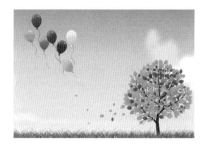

第9章
拘束について

1. 豊富なスタッフのなかで拘束をしていた反省

　私が，認知症の医療と関わって，30年近い月日がすぎました．この間，できたら一生隠したいと思うもっとも恥ずべき失敗があります．それは，認知症の人たちをベッドや，車いすに縛りつける身体拘束をしてきたことです．皮肉なことに，認知症（当時は痴呆）の勉強を志し，認知症による脳の変化を勉強し，診断を的確にしようと努力していた，まさしくその最初の10年の間の出来事です．

　そこは劣悪な病院というわけではなく，公的資金が投入され，人員は潤沢にあり，精神科医療のモデルとされる公立病院のなかでのことだったのです．

　いまでも，身体拘束について議論になると「人が少ないから」とマンパワーの不足を理由に挙げる人たちを目にしますが，設置基準を大幅に上回る潤沢なスタッフのもとで，日常的に身体拘束をしていたのです．その後，赴任した病院（15年ほど前）で，仲間とともに，身体拘束をやめようと努力し，何とかやめることができたのは，逆に，公立病院でも人員を減らし，民間病院と同様に通常の設置基準のスタッフ数になってからだったのです．

　これらの経験からは，人の数だけではなく，やはり，そこの施

設，フロアを覆っている「これが普通」というイメージ，土壌が大きく影響していると思われます．

2. 精神病患者への拘束

　最初にお話ししたように，私は，認知症（当時は痴呆）を勉強しようと思って，医師を目指しました．正確にいえば，当時，痴呆という言葉も知りませんでしたから，ものを忘れたり，覚えたりすることを勉強しようと思って，医師になりました．卒業後は，神経内科か，精神科のどちらが適当なのか，悩み，神経の問題よりは，人の心が関係しているのだろうと想像し，精神科に入局しました．当然そこでは，最初は精神病患者の診療を主に研修が進められました．覚せい剤による幻覚のために，「空を飛ぶ」といってビルから飛び降りようとする人や，みんなが自分を殺そうとしているからその前に殺さないといけないといって，向かってくる人たちがいました．そのような精神病による幻覚妄想のために，人を傷つけたり，自分で自分を傷つけようとしたりする人は，抗精神病薬の効果が表れるまで，保護室とよばれる隔離専用の部屋で治療をすることがあります．部屋に隔離しても，コップを壊して，その破片を飲み込んで，死のうとしたり，気を失うほど壁に頭を叩きつけたりするような人たちは，体の胴体だけでなく，手首，両足，胸などを専用の拘束具でベッドに縛りつけるということも，精神保健指定医という資格があれば，精神科の治療として，認められています．

　これらの行為は，ある程度，治療として正当なものだと思っていますが，問題は，認知症をそれらと同類に扱い，認知症（当時は痴呆）の人が，他の患者の部屋のものを触ったり，他の患者の

ご飯を食べてしまったり，困る事があると精神病の患者と同じ発想で，保護室に入れて，鍵をかけるか，ベッドに直接，縛りつけるという行為をしていたことです．精神科の法律のなかでは，統合失調症や覚せい剤中毒の患者さんと認知症を患っている人とは区別されていないために，統合失調症や覚せい剤中毒患者には，ときとして必要な治療である隔離や，拘束が，認知症患者にもなされていたのです．

3.　認知症の人の拘束

　大きな問題は，統合失調症や覚せい剤中毒患者のベッド拘束，保護室での隔離は，抗精神病薬によって，妄想，幻覚が軽減するまでのごく短期間（1日か，せいぜい数日）であることが，通常であるのに対し，認知症の人では，「ほかの人の部屋に入るから」とか，「ほかの人のご飯を食べるから」などの理由で隔離をしたり，ましてや転ぶから，という理由で車いすやベッドに拘束したりすると，それら自体を治療する薬はないことから，ずっと隔離やベッド拘束が続くことになってしまうことです．そのため，隔離室が一杯になり，拘束具が足りなくなれば，「悪いけど，（抗精神病薬を多量に出して）寝たきりにさせてくれないか」と上司から"指導"されたりもします．
　最初にお話をした，石山静男さんと初めてお会いしたのは，このように精神病患者と認知症の人たちを同類に扱っている私たちが間違っているのではないか，と悩んでいるころだったと思います．
　最初は，病院の方針に従い，保護室というところに彼を閉じ込め，鍵をかけていました．そうすると，どうしてそこにいるのか

がわからないのでしょう，ドアを叩いたり，窓枠を食事のときに配膳されるスプーンで少しずつ壊したりしていました．ただ，すでにお話ししましたが，なにかただのアルツハイマー病ではない気がして，関心があったこともあり（あくまでも病気への関心でしたが），保護室で座り込んで話すのも大変だったので，いっそ，外を歩きながら，いろいろ話を聞いて，病気のことを知りたいと思い，毎日のように病院内の敷地を歩いたり，疲れるとデイケアで，粘土を練って焼き物をしている作業を眺めたりしました．不思議なもので，そのように交流をもつにつれ，本当にこの人に隔離室なんているのか，としだいに思うようになりました．

　さらに，隔離室に閉じ込めていたことと同じく，当時の私たちの冒してきた失敗は，精神病でもないのに，認知症の人に対して，統合失調症や覚せい剤中毒の人に対する幻覚，妄想の治療薬を投与していたことでしょう．ときに少量の抗うつ剤が痛みを和らげたり，強迫的な行動を緩和したりする意味はありますが，多くの抗精神病薬は，本当の治療薬ではありませんから，当然，ふらつき，脱力などの副作用が出ます．ある意味では，副作用を期待して，投与をしている，といってもいいでしょう．そうすると，転びやすい，ということで，車いすに拘束され，食事の際，むせたりすれば，鼻からチューブを入れ，胃に流動食を流し込む処置をしました．嫌がって抜こうとすると，両手を縛ることになります．これも，本来は自分で壁に頭を叩きつけて死のうとする人などを救うためのやむを得ない行動制限である拘束なのに，書式さえ整えば，すべて合法的に実行できます．

　このころから，「法律上，正しい（問題ない）」という文言は，決して「（医師や人として）正しいことをしている」ことを意味しないと知りました．

4.「拘束」を避ける気持ち

　病的体験に基づいて，自殺を図ったり，他害を加えたりする精神病患者を，ベッドなどに拘束することは，すでにお話ししたように，治療として許されています．その場合，精神保健指定医という国家資格を有する医師が，「身体拘束」の指示を行い，実際に行われれば，看護記録には，「身体拘束」が行われている旨が記録されます．生命保護のためとはいえ，長時間にわたれば，「エコノミー症候群」といわれる，血管内で血が固まって，心筋梗塞や肺塞栓症など，それこそ命に関わる身体疾患を引き起こすことがありますから，厳格な規定が設けられており，何時何分に開始され，いつ解除されたか，その間，何時何分に観察を行い，そのときの状況はどうだったかなど，頻回な観察，記録が求められています．

　一方，いままでいくつかの病院で働いてきた経験では，認知症患者を，転びやすいなどの理由で，身体拘束をしても，「拘束」という文言を使わない病院や施設がほとんどであることに気づきました．施設だと「安全ベルト」，病院だと「固定ベルト」などの用語を使っています．「実践パーソン・センタード・ケア」でも触れましたが，やはり，「拘束」とか「抑制」といった直接的な表現を避けているところが圧倒的だと思います．

　本当に「安全ベルト」だと信じて，その用語を使っている人もいるかもしれませんが，精神科の病院のスタッフであれば，「拘束」「抑制」は，本当に幻覚・妄想に支配され，自分やだれかを傷つけてしまう精神病患者にするものであり，単に「転びやすい認知症患者」を縛る行為は，本当の意味での「拘束」や「抑制」ではない，と知っているから使いにくいのかもしれません．

　このように書いていると，「縛っているスタッフ」がいかにひど

い人か，と彼らに対して，怒りを覚える人もいるかもしれません．
しかし，「はずして～！」と叫ぶ人をみて，平然としていることが
できる人間はさほど多くはありません．ですから，どうしてもそ
の場面から離れようとしますし，何とか，自分の心を平静に保つ
ために，「正しいことをしている」と自分に言い聞かせるための手
段を考えようとするのが常です．だからこそ，「〇〇さんは，自由
にさせていたら，転んで大けがをした」「だから，いま，縛ってい
るのは，この人のためなんだ」などの言葉で納得しようとするの
だろうと思います．

5. 拘束は，スタッフも傷つける

　認知症の人たちを縛ることと，本当の精神病の患者さんを縛る
こととの根本的な違いは，私たちの心に悔いが残り，消えること
がない，ということだと思います．
　精神病患者の多くは，数日間の隔離だけで，もっとも重い急性
期を脱し，その後は，普通の出入り自由の部屋に移動し，その後
の治療を続けます．身体拘束については，その期間のごく一部で
すから，ほぼ時間の単位か，長くても 24 時間を超えることはま
れです．そのうえ，急性精神病状態から回復し，落ち着いてから
幻覚，妄想に完全に支配されていたときのことを尋ねられても，
あまり，はっきり覚えていない人が多いのです．そのため，病的
な世界から抜け出した後は，彼らを隔離したり，縛りつけたりし
た私たち医師や看護スタッフとも，人間関係を再構築できるため，
私たちも心の安定を回復しやすいのです．
　しかし，認知症の場合は，隔離や，ベッド拘束などを開始する
と，延々と続き，「本人が回復してから，人間関係を再構築する」

ということができません．ひどい場合は，何か月，何年もそのような状況に，本人は当然ですが，スタッフも置かれ続けることになってしまいます．実際は，身体拘束をした場合，ある意味で，もっとも傷ついているのは，スタッフなのかもしれません．

6. 負担感とモチベーション

　次は，そのスタッフの気持ちについて，私がいかに現場のスタッフの気持ちをわかっていなかったか，反省した出来事をお話しします．

　この章の最初に，仲間たちといっしょに身体拘束をやめる活動を行い，ついにやめることができたのは，豊富な人員がいるときではなく，スタッフ数が，通常と同等程度に減らされてからだったことを話しました．当然，大変な努力を要しましたが，ある程度，「これが普通」と病院全体がとらえはじめたころのことです．ちょっとした機会があり，当時いっしょに働いていた男性看護師と久しぶりに会いました．すでに別の病院に勤務していましたが，当時の思い出話に花が咲きました．そのときです．彼がなにげなく話した内容を聞いて，私は，ずっとスタッフの気持ちを誤解していたことに気づきました．当時の活動は，決して私の指示ではなく，病棟の仲間たちといろいろ話し合い，進めてきたものでしたが，一時的に転倒が増え，そのため，医師や他の部署からクレームが出たりしたため，やはり，私の心のなかには，「無理なことをさせて，負担をかけてしまった」という気持ちがありました．しかし，彼は，「先生，あのころは楽しかったなぁ」と笑顔で話しかけてきたのです．続けて彼は，「この前まで縛られていた人が，今日は，自由になった．明日は，あの人の拘束を外すことができ

るかもしれないと思ったら，毎日が楽しかった」といったのです．
私が，負担をかけていたと思っていたのは，私の指示に従ってス
タッフが動いていた，と心のどこかで思い込んでいた私の傲慢だ
ったことに気づきました．彼らは，看護師としての生きがいを感
じて行っていたのです．自分たちのプライドのため，といっても
よいかもしれません．

7．負担感とは，意に沿わないことをさせられること

　以下も，いかに私が現場のスタッフの気持ちがわかっていなか
ったか，という反省です．
　私が副院長という管理職になったばかりのころの話です．管理
職は，どのようにすれば，スタッフのモチベーションが高まるか，
などを常に話し合っています．そして新たな業務を課さなければ
ならないときは，それによって，士気が低下しないか，クレーム
が出ないかと気になります．あるとき，認知症病棟で提供するお
やつを，市販のものを購入するのではなく，給食でそれに代わる
ものをつくれないか，という話が持ち上がりました．よくいえば，
厨房の有効活用ですが，本音は，経費を抑えるのが目的でした．
いざ始まると，給食スタッフからのクレームが出ていないか，気
になっていました．いまは，病院内に喫煙場所はありませんが，
当時は，一部，喫煙のためのスペースを設けていました．私は煙
草を吸わないので，そこには出入りをしないのですが，喫煙をす
る病棟スタッフを通して意外な話を耳にしました．そのスタッフ
によると油で汚れた調理服のまま煙草を吸いながら，中年のひげ
面のスタッフが「今度は，なにつくろうかな，ババロアなんて，
どうだ？」と嬉しそうに話しかけてきた，というのです．

　私たち管理者は，業務が増えるとクレームが増え，士気が下がるので，いかに業務を増やさないようにするかとばかりに気を取られていました．しかし，実際は違っていました．彼は仕事が増えたのにもかかわらず，生き生きしていたのです．おそらく，彼の能力を発揮する場を与えられたと理解したのでしょう．やっと自分の能力を評価され，認められたと思ったのかもしれません．もしも，新たにおやつをつくるという業務の代わりに，他のメーカーと交渉して，安いおかしを仕入れてほしいという指示を出していたら，慣れない折衝や営業活動に対して文句が出たのかもしれません．

　この2つの出来事を通して，スタッフにとって，嫌なのは，業務が増えることなのではなく，自分の能力や役割をわかってもらえず，意に沿わない仕事をさせられることだ，と理解しました．その意味では，本来，ケアをすべき人を拘束するという指示は，「こんなケアはないはずなのに…」と思いながら，縛っている現場スタッフにとっては，かなりの負担になっているのではないかと思います．

8.　拘束さえ，習慣になる悲しさ

　隔離は，その名のとおり，人とのつながりを絶って，1人きりにすることです．当然，愛着・結びつきを求める気持ち，だれかと一緒にいたい，という共にあることのニーズは無視されます．体を拘束されれば，自由に動くスペースすらないのですから，その人が，その人であることを成り立たせている行動，習慣，こだわりなど，すべてが排除されてしまいますし，目に映るなにかに関わろう，ということも手足の自由を奪われるわけですから，た

ずさわることのニーズは，苦痛に取って代わられ，やすらぎを求める自然な気持ちはこの世にはないというところまで，究極に失われるでしょう.

しかし，認知症患者は，縛られていたことも忘れるから，気にしなくてよいのではないか，という人がいるかもしれません. それでは，この人はどうでしょう. 私自身，非常に驚いた悲しいエピソードを，最後に１つ紹介します.

いまの病院に着任した早々は，車いすに腰のあたりにまかれるベルトで縛られている人がいました. そのなかに，川藤末子さんという重度の認知症の女性がいました. 立ち上がって危ない，というよく聞かれる理由のためでした. しかし，作業療法士によると実際は歩くことができ，彼らが一緒について歩くときもあるようでした.「お父さん」「神様」「助けて」くらいしか単語が出ず，意味のある会話ができないレベルの重度の人でしたが，毎週夜に，長女が決まってケーキをもってくるのを楽しみにしていました. ある日，病棟にいると，「助けて！」という声が聞こえたので行くと，末子さんが，ベッドに縛り付けられていました. その日は，お風呂の日でしたし，そろそろ移動する時間だろうと思ったので，近くにいた若い女性の看護師をよび，「ベルトはもういらないよね」と声をかけ，外してもらいました. そして，ベッドから，車いすに移乗させるのを手伝い，彼女が車いすに乗ったときです.「ありがと，ありがと」といいながら，自分で，車いすにつけてあったベルトを手繰り寄せ，自分の腰の上に置いたのです. まるで，「いつものように，私を縛ってください」といわんばかりにです. びっくりして思わず，看護師と顔を見合わせてしまいました. 彼女は，私の前で緊張したのか，何でこんなときに，と思ったのか，慌てて顔を赤くして「いまは，いいのよ」といってベルトを

よけるのが精いっぱいでした.

　20年くらい前, 車いすやベッドに縛りつけていたとき, そのような場面に遭遇したか, 覚えていませんが, さすがにショックを覚えました. かなり重度の人でも, 2か月ほど, 毎日, ベルトで車いすにくくられるという体験をし続けると, 自ら, それを覚え, そうしなければ, と行動に移す, という悲しい話です. この場面が, その若い看護師さんの目にはどのように映ったか, ついに聞かないままでした.

9. 慣れたくありません, といった新人スタッフ

　前項の出来事と同じような時期の話です. ある部屋に行くとベッドに横になっている患者の左手をもみほぐしている作業療法士がいました. 右の手には大きな袋のようなものが付けられていました. そのようなものをみたのは, 20年ぶりくらいでしたので, 名前も忘れていましたが, ミトンとよばれるものでした. 声をかけるとずっとはめたままだと, 指が固まって拘縮してしまうので, 時々, 外してマッサージをしているとのことでした. 何と虚しい努力かと思いました. 彼女がどんなにがんばっても業務時間を考えれば, 手袋を外して, 一生懸命マッサージしても, 2,30分がせいぜいでしょう. そしてその後には, 右手と同様に袋を被せないといけないのです. 1人の作業療法士に, それを外して自由にしてあげる, という権限はありません. ただ, 拘束という指示に従うだけです. 私はそれ以上, 彼女に声をかけることができませんでした.

　その話を聞いたのか, 翌日, 若い作業療法士が話しかけてきました. 専門学校をでて1年も経っていないとのことでした. 彼は

学校で，こんな手袋があることは習いませんでした，就職して初めてこんなものがあるんだ，と知ったとのことでした．就職したばかりの新人職員が，副院長に自ら話しかけるのは勇気がいったことだろうと思いましたが，彼は最後に「僕，慣れたくありません」ときっぱりいったのです．私はただ，聞いていただけですが，心の中では，「そのとおりだ，お前たちは，（こんな拘束に）慣れる必要なんかないぞ」と彼を励ましたい気持ちでした．そして，黙々とマッサージをしていた女性も，彼も，そこの暗黙のルールみたいなものを変えるような力はない人たちです．やはり，上司とよばれる人たちが，彼らの声を聞き，動くべきでしょう．現場の事情はさまざまでしょうが，なぜ，スタッフに心理的負担を強いてまで，拘束が起きるかは，この章の初めに記した，「これが普通」というイメージや土壌に負うところが大きいと思います．そして，これに慣れてしまうことがもっともいけないことだと思います．

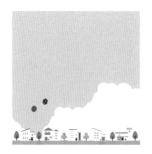

第 10 章
社会の反省

　本書では，主に私自身が犯した失敗を話してきました．これは，その失敗が失敗だとすぐわかるような出来事が多かったために気づくことができたものです．最後に，だれが悪いともいえないような社会としての反省すべき事柄を取り上げたいと思います．

1. 障碍（害）者トイレ・駐車スペース

　えがおの会（若年性認知症の会）を作るきっかけとなった，東沢チヨ子さんのご主人は，よくチヨ子さんを連れてドライブに行っていました．できる限り刺激を与えたいという気持ちだったのだと思います．そのとき，必ず障碍（害）者トイレの場所を調べていくといっていました．ほかの人も，サービスエリアや「道の駅」はちゃんと障碍者トイレがあるので，安心だとのことでした．各自治体で，ぜひ，障碍者トイレの設置場所がすぐわかるようなマップをいろいろなところにおいていただけるといいと思います．

　ただ，たとえ障碍者トイレがあっても，使いにくい事情もあるようです．ケアマネをしていた 50 歳ころに，発症した森二江さんのご主人は，障碍者トイレに 2 人で入っていくと変な目でみられると嘆いていました．外見上，どこも悪くなさそうな男女がトイレに一緒に入っていく場面をみて，「認知症かも…」という想像

力は働かないようです.

　しかし，二江さんは，このころは，「イスに座って」という言葉
も理解ができず，手を添えないと車のドアを開けて，シートに座
ったり，トイレで下着の上げ下げもうまくできなくなっている状
態でした．聞いていて悲しかったのは，「スーパーなどの駐車場で，
車いす専用と書いてある駐車場に入れると，あいつごまかしてい
る，という目でみられ，なにかでギィ〜ッと傷をつけられるなど
の嫌がらせをされるんです」と文句をいっていたときです．彼が
いうには，みた目には何ともない，俺たちが車いす専用スペース
に停めていると，ごまかしていると警備員に思われるのは，よく
放送で「ここは身体障害の人のスペースです」とアナウンスして
いるからではないかとのことでした．だから彼は，いつも，「先生，
障害者用駐車スペースの表示を，車いすではなくて，日赤のマー
クとかになりませんかね」といっていました．私にはそんな力は
ありませんが，ぜひ，認知症の人たちが気兼ねなく外出すること
ができるように，社会が変われないかと思います.

2.　プールでの更衣スペース

　東沢さんのご主人は，とにかく認知症によいと思われることは
何でもしようとしていました．ですから，プールにも連れて行っ
ていたようです．しかし，すぐにあきらめざるを得なくなりまし
た．障碍者トイレのような概念がないので，女性更衣室に入るこ
とができず，あきらめたのです．だれかが，ローカーを開けてく
れ，ちょっとした手伝いをして水着に着替えることさえできれば，
あとはご主人がプールで待っていて，思い切り泳げたのですが.
これは，認知症になった人は，デイサービスや施設で介護を受け

ているはず，という社会の思い込みがあるためかもしれません．
それとも，「認知症の人が外を出歩いたりして，大丈夫か」とか，
「プールに入って，失便されたら困るじゃないか」という周囲の
人たちの心配や懸念があるのかもしれません．

　日ごろ，認知症の人たちと接する機会が多い人たちにはわかる
でしょうが，典型的なアルツハイマー病であれば，受診して診断
を受けるまでに大体 2〜3 年は経過していることが多く（それま
では普通に生活をしているということです），各種検査ののち，診
断がなされても，適切な投薬や努力で，さらに数年は，ある程度
自立した日常生活を送ることが可能です．アルツハイマー病にな
ると，「すぐに，大声を出したり，徘徊やあちこちでおしっこ，う
んちをしたりするようになる」という心配は，現実を知らない従
来のマスメディアなどによって作られたイメージです．

　東沢さんや，森さんのケースでは，スーパーの駐車場やプール
の更衣室でのサポートさえあれば，かなりの間，いままでどおり，
買い物を楽しんだり，プールでほかの友人たちとも泳ぎを楽しめ
たりしたはずです．できなくなった，というよりは，「認知症があ
ってもなくても，いつでも自由にここにきて，楽しめるような工
夫はないか？」と普段から，みんなで相談するという私たちの想
像力が欠けているために，あきらめさせてしまったといったほう
が正確だろうと思います．

　また，普通に歩いて車から出てきた森さんたちをみて，「優先ス
ペースにごまかして駐車している」といたずらをする人たちは，
世の中には，健常な人と，車いすの人しかいないとしか思ってお
らず，認知能力の低下というハンディがある人がいることさえ，
理解がないのだと思います．ぜひ，いまの子どもたちには，障害
をもって生きている人には，身体的な障碍（害）だけではなく，

認知能力の低下という障碍（害）もあることも学習してほしいと思います.

3. 自動車免許を通してみえる社会の理解

　自動車運転免許のことを少し取り上げたいと思います. まずは, 失敗談として, 自動車免許について, 私が後悔しているお2人についてお話しします.

1）寝たきりになった人
　1人目は, 94歳の井上孝雄さんです. 長男さんと2人暮らしでしたが, まったく別々に食事, 洗濯などをしていました. 元は, 獣医師だったらしいのですが, そのためか, 姿勢がよくおしゃれなジャケットを着てこられていました. 洗濯をきちんとしていることがわかるシャツやパンツを身に着け, 食事はほとんどが外食だったようです. 事故, 違反などはなにもありませんでしたが, アルツハイマー病と思われること, 高齢のため, 遠方に住む長女さんの勧めで, 免許を返上することになりました. 病院にも自動車できていたのですが, そのためにくることができなくなりました. 数か月経って, 長女さんが来院し, その後の急激な変化をお聞きし, 驚きました. 何と寝たきりになって, 胃ろうにするかどうか, と病院でいわれているとのことでした. どうしてよいか, わからないので, 私に相談にきたのです.
　なにか, 肺炎など寝たきりになった理由はありますか, と聞いたところ, 実は, 外食や買い物などの外出はほぼ自動車だったため, 自動車を取り上げられてから, ほとんど食事も取れず, 弱ってしまったとのことでした. 数年前でしたら, たとえ, 認知機能

検査が低得点でも，事故・違反歴などがなければ，そのまま運転をしていてもよかったのですが，数年前に法律が厳しくなったので，返納させてしまったのです．本当にそれでよかったのか，と悩みました．その後，体調不良による寝たきりは，有料老人ホームで食事を摂るようになって回復しました．しかし，自由に外出したり，病院にきて「ひまわりの会」に参加したりすることはできなくなってしまいました．

2）診断ののちに正常化した人

　2人目は，伊藤英二さんで，いつも奥さんと来院していました．自動車免許の更新の際，認知機能検査で若干，低得点だったらしく，診断書を求めて，来院されました．事故・違反などはなく，どちらかというと，他の認知症高齢者の人たちと同様，慎重な運転をする人でした．MMSE でいえば，3 つの単語を思い出すところだけが，ゼロ点で，全体としては，正常域にとどまるくらいでした．最近は，この程度の人が，自ら心配して受診することも珍しくありません．たとえ，MMSE が 23 点以下でなくても，27 点くらいでも，頭部 MRI（VSRAD），脳血流検査で典型的な所見があれば，「偽陽性（本当は陰性なのに，陽性の結果が出てしまう一種の検査の限界）の可能性がありますが，アルツハイマー病として治療をしていくか」と細かく意思確認を行ったうえで，診療を進めることがあります．この程度だと「アルツハイマー病」として診断するか，「軽度認知障害」として様子を観察するか，医師も迷うところです．いろいろ相談した結果，診断書は提出せずに，免許を自主返納すること，アルツハイマー病の治療薬を服用してみることを決め，処方を開始しました．

　伊藤さんは，囲碁が素人の域を超えているレベルで，時々，新

聞に出たと奥さんが，自慢げに切り抜きをもってきて，みせてくれました．本人は，やはり，認知症といわれるのに抵抗があり，近くのかかりつけ医の先生に手紙を書いて，処方をもらうことにしました．私は，半年ごとに，きてもらって経過をみることにしています．MMSE などの認知障害の検査をしたり，本人，家族になにか不安なことが発生したりしていないかをお聞きし，対処するのなら，早めにしようという思いからです．2, 3回，半年に1度のチェックにこられましたが，3つの言葉が思い出せなかったのは，初診のときだけで，あとは，すべて全問正解というレベルでした．お2人ともなにも不満はいわれないのですが，いまでも，たまたま初診時に3つの単語が答えられなかっただけではなかったか，頭部 MRI（VSRAD），脳血流検査も，数パーセントある偽陽性であって，本当は健常だったのではないか，本当は自動車の免許を奪われる必要はなく，いまも自分で運転し，碁会所に行くことができていたのではないか，と後悔しています．

3）過剰診断を容認する社会

　早期の診断をする際，「過剰診断（ときに，伊藤さんのように健常の人を認知症と診断してしまうこと）は仕方ない，見逃すよりはよい」という意見があります．しかし，たとえ，1,000人に数人であっても，彼らの「基本的な人権はどうなるのか？」と思ってしまいます．そして，早期診断の要ともいえる検査にも，偽陽性や偽陰性が数パーセントあるという事実は重いと思います．もし，胸部レントゲンや CT で，肺がんが疑われ，手術となった場合，100人中，数名が癌でなかったことを想像していただきたいと思います．「癌ではないのに，癌のような所見にみえる偽陽性でした．数パーセントはあります．仕方ありません」といわれてだ

れが納得できるでしょうか.

　このように考えると, 実際は, 数パーセントある偽陽性や偽陰性の数字は, 相当に高い率といえます. しかし, たとえ医学会でも, このような「健常だったかもしれないのに, 数パーセントの人たちは, 自動車を運転するという人権を制限されてしまったのではないか」という問題提起をしても, ほとんど取り上げられず, 社会的に問題となることもありません.

　おそらく, 認知症の人は危険だから, そのリスクがある高齢者は, 運転を止めてしまっても構わない, という考えが浸透しているのではないか, と思います. 認知症が疑われるような高齢者は, 運転させるべきではない, という世論がありますが, たとえ, 認知症が疑われても, 慎重に運転をしているような場合, 本当にやめさせるのがよいのか, このお 2 人の例を考えると, 答えが見つかりません.

4）最新の高齢者自動車免許の更新制度

　高齢者の自動車免許の更新について, 最近新しくなった制度について簡単に記しておきます. 最近の法律改正によって, 認知症の検査がされるようになった, と思っている人がいるかもしれませんが, 75 歳以上のドライバーに対しての認知機能検査自体は, もうずいぶん前から行われています. ただ, いままでは, 認知機能検査で低得点だった場合でも, 事故・違反を繰り返しているようなことがなければ, いままでどおり, 免許が更新されていたものが, 今回の改正からは, 認知機能検査で低得点だった場合は, 事故・違反などがなくとも, 自動的に診断書を求められるようになった, ということです.

　認知機能検査の内容は, 長谷川式スケールや, MMSE のような

認知機能の評価尺度と似たような構成になっており，特別に自動車運転の能力を測定できるわけではありません．あくまでも，認知症のスクリーニング検査です．そこで，認知機能の低下が疑われると，アルツハイマー病などの４大認知症疾患があるか，それとも，認知機能の低下が疑われるが，認知症疾患はないとか，健常であり認知症ではない，などの診断書を医師に書いてもらうこととなります．それで，何らかの認知症疾患があることがわかると免許が停止される，という流れです．

5）自動車運転能力の診断はできない

すでにさまざまな医学会や専門家によって指摘されていますが，アルツハイマー病などの診断を受けるのと，自動車の運転能力を失うということとは同一ではなく，診断と免許の停止を結びつけるのはおかしいという根強い意見があります．進行して，ウィンカーなどの機器の場所がわからなくなったり，エンジンのかけ方がわからなくなったりするような状態になれば，当然運転能力は失われていることは明らかですが，野菜の名前が出てこないなどの記憶障害と運転の操作とは別物です．さらに，どんどん早期の段階で受診する人が多くなっており，症状はほとんどなく，画像や血液，髄液検査などで，超早期のアルツハイマー病が疑われる場合，治療を早期に始めようとすれば，診断によって自動車免許を中止することになり，自動車運転の継続をしようとすれば，認知障害が進行するまで，治療をせずに待つ，というおかしなことまで起きてきます．

6）偽陰性と偽陽性

すべての検査には偽陰性と偽陽性が，ある一定程度あることは

避けられません．偽陽性というのは，本当は病気ではないのに，検査上，病気のように現れてしまう検査の限界です．偽陰性というのはその逆で，病気なのに，検査では健常のように表示されてしまうことをいいます．非常に早期に受診される人は，臨床症状が明らかになる前にきていることもありますから，よくある長谷川式スケールや MMSE などでは，ほとんど満点というレベルで，最新の脳血流検査で微妙にアルツハイマー病の可能性がある，ということがあります．そのなかに，偽陽性のものもあるわけですから，検査で「アルツハイマー病の可能性がある」と診断したからといっても，「健常」である可能性もあるわけです．よって，「アルツハイマー病の可能性がある」という疾患の診断だけで，自動車運転免許をはく奪するのは相当無理があると思います．たとえ，診断自体が正しくとも，前出の伊藤英二さんのような人の自動車運転についての権利を奪ってしまったことは果たして正しかったのかと，いまも悩んでいるような例もあります．

7）なぜ高齢者だけの検査か

　私が，感じるもっとも大きな疑問は，なぜ高齢者だけが特別な検査を受けるのだろうということです．アルツハイマー病などの早期発見が目的なら，高齢者から検査をすることには正当な理由があります．高齢になるほど頻度が増えるからです．ただ，認知症という診断と自動車運転能力との関係は，明らかになっていません．もし，自動車事故を減らすために，危険な運転をしたり，適切な運転をする能力に欠けたりする人を，拾い上げることが目的ならば，年齢に関係なく，すべての自動車免許保持者に何らかの運転能力を評価する検査を課すべきでしょう．若い人でも，交通違反や事故を繰り返し，無謀な運転をする人たちはいるはずで

す．ですから，その場合の検査には，カッとなると乱暴な運転を
する，という性格傾向などもアセスメントの対象になるかもしれ
ません．

　このように考えると，どうしても，このような制度の背景には，
「認知症になると，なにをするかわからないから，早めに排除し
よう」という認知症への危険視や，さらには，高齢者はあぶない
という固定観念があるように思えてなりません．

8）「彼らは危険な人たち」というレッテル

　どれほど「認知症と共に生きる社会へ」とか，「認知症になって
も，変わらない」とキャンペーンを大々的に打ったとしても，「彼
らは危険な人たち」というレッテルを貼っていることに変わりは
ないと思います．特に，これからの社会を担っていく，小中学生
がどのように受け止めるかが気になります．近所のおばさんが，
急に自動車運転をやめたとして，おかあさんにその理由を尋ねた
ら，「認知症になったからだよ」と教えられるのです．その子ども
は，いままでと変わりない近所のおばさんが，「車に乗ると危険」
だから，と理解するでしょう．そして，その理由は，認知症だか
らと教えられるのです．そこから，「認知症になるとなにか危ない
ことをする」と刷り込みを受けてしまうのではないでしょうか．
「運転が下手になったから」といわれれば，認知症に対し，偏見
をもつことはないでしょうが，「認知症だからやめさせられる」と
いわれたならば，認知症は「危ない病気」だというように刷り込
まれるのではないでしょうか．

　だからといって，私は，認知症になっていても自動車運転をす
べきだ，といっているわけではありません．診断上，アルツハイ
マー病とされている人も，運転だけは慎重で，なにも問題なかっ

たり，雨の日や，慣れない場所には，自ら行かないようにしたり
している人たちもいるわけで，医学的診断をもって，一律に権利
をはく奪することに疑問をもっているだけです．彼らが危険とい
うなら，若者も含めた，すべての自動車運転免許保持者に対して，
「危険な運転をするか，どうか」といった評価をして，年齢に関係
なく，同様の基準をもって免許を停止すべきではないでしょうか．

4.　私たちの心に潜む偏見

　いま自動車運転免許について，認知症と診断されることと，運
転能力とは直接の関係がないにもかかわらず，診断されると実質
的に免許停止，またははく奪になる背景には，「認知症の人は危な
い人」という意識が社会にあるためではないか，という話をして
きました．これは，目に見える問題ですが，次は，私たちが無意
識に話したり，感じたりしている会話に認知症の人たちへの偏見
があるのかもしれないと思った話です．
　診断上は迷うところですが，現場ではいろいろ苦労をしていた
若年性アルツハイマー病と思われる羽田さんと話していたとき
のことです．彼は，工事現場で働いていたのですが，「現場で，ち
ょっとどこかに行って，戻ってくると，『どこに行っていたんです
か？』と聞かれるんです．なにか，監視されている気がする」と
いっていました．60代で主婦の松島さんは，家事も買い物もでき
ている人ですが，「主人が帰ってくると，『大丈夫だった？』と聞
くんです．『なにが？』って思う」と繰り返しいっていました．彼
女は，いつも，「花ぼうしの会（早期の認知症の人たちの会）」で，
ちゃんとコーヒーを出しているし，味がおかしくなったとか，ク
リームを入れすぎたとか，なにか私がおかしくなっていたら教え

てちょうだい！　と聞くのだそうですが，正面切って聞かれると，夫も困って，満足な返事は返ってこないとのことです．

　この2人の話を聞いて，意識していないようなレベルで私たちの心に潜む「偏見」「おかしな人」という気持ちを突かれた気がしました．私も，割と認知症に理解があるほうだと思っていましたが，軽度の人だと思っても，認知症の人がちょっと席を立とうとすると，「どこへ行くの？」と聞いたり，なにかにつけ，「大丈夫？」と聞いたりしている自分を振り返り，彼らからすれば，「何でそんなにいちいち聞かれるんだ」と怒られてもおかしくない行動を常日ごろしていることを反省しました．

　やはり，どんなに「認知症になっても大丈夫な町づくり」などといいながら，私たちのこのような態度が変わらなければ，「いちいち，うるさい」「監視されているみたい」と当の本人をいら立たせてしまうかもしれません．

5．偏見・思い込みが問題を引き起こす

1）真剣に勉強をしようとしない真の理由

　「初診は2週間以内に診る（62p）」のところで，アルツハイマー病が進行したわけでもないのに，アルツハイマー病治療薬を最大量処方し，そのために引き起こされたと思われる不眠や多弁，過活動のためにご主人が疲れ，自ら命を絶ってしまった長谷山ふさよさんのお話をしました．このとき，「2か月も待たせてしまった」という反省とともに，強く感じたことがありました．私たち医師は，すべての科の治療に精通しているわけではありません．私のような内科の知識が不十分な医師でも，「内科と両方行くのが面倒だから，ここでついでに，狭心症の薬ももらいたい」などと外

来でいわれることがあります．私を含め，多くの精神科の医師は，
「心臓のほうは詳しくないので，心臓の薬は内科でもらってほし
い」といい，自分で処方するのは避けようとします．医師は，特
殊な例を除いて，ほとんどの薬を処方する資格をもっていますが，
処方薬を変更したり，適切な処方量を考えたり，その副作用とそ
の対処などに自信がないものは手を出したくないものです．です
から，できる限り専門の科でもらってほしいと思うものです．も
し，どうしても処方しなければならないときは，失敗が怖いので，
本を調べ，間違いがないか慎重に調べ，さらに処方する量も少量
に留めるでしょう．

　しかし，アルツハイマー病治療薬については，さまざまな科の
先生が処方を行い，さらに今回のように，あまりはっきりした理
由もなく，最大量の処方をする医師も意外と多くいます．それだ
け多くの人が認知症の勉強をしているのならよいのですが，長谷
川さんの例で感じることは，特別な勉強をすることもなく，もっ
といえば，医師として詳しくない薬を出すときの怖さや慎重さな
しに，安易に処方している気がしてなりません．

　いまのところ，アルツハイマー病治療薬は，4 種類しかありま
せんから，勉強といっても，投薬時間（朝か，夕食後か）や副作
用などを少し調べる気になれば，大したことではないはずです．
このような例を出すと，研修が必要だ，などという声が上がりま
すが，私が思うのは，調べる気になれば，すぐわかることをしな
いのは，その気がないとしか思えない，ということです．言葉は
悪いのですが，「どうせ認知症だから」という雰囲気を強く感じま
す．私にいわせれば，通常の患者を相手にするときの，慎重さや
真剣さを感じないのです．「どうせ，ボケている人」だから，適当
でいいという，おそらく意識していないような雰囲気を感じるの

です．

2）社会の思い込みが，現場にも影響を与える

「排泄は，トイレの場所がわからないため，その都度，案内しています．夜間は，ほぼ毎晩，日中は1週間に2回ほどは，玄関や居室，ゴミ箱などに放尿，放便されることがあります」（原文のまま）と書かれた，グループホームスタッフからの手紙のことを少し前に，お話しました．手紙からは，ご案内すれば，トイレの上げ下げなどはできる，とスタッフが理解していることが窺い知ることができ，それなりの技能を有している施設ということがわかります．安易にオムツにしているわけではありません．しかし不思議なのは，自分たちが気がつかない間に，トイレでないところで，粗相をしてしまうと「放尿，放便」と名づけ，BPSDとして扱ってしまっていることです．

先程の医師についてもいえることですが，能力がないわけではないのです．「認知症だと放尿が起きる」と私自身，先輩医師に教えられたように，そのように刷り込まれてしまうと，頭がフリーズしてしまい，「誘導しなかった自分が悪かった」ということを考えなくなってしまうような気がします．これも，社会全体を覆っている「認知症になると変になる」「危なくなる」「放尿，放便をするようになる」という迷信のために，せっかく技能があるスタッフさえ，支援の手がとまり，「どうせ」という闇に引き戻されてしまうような気がします．

ちなみに，このとき相談にきた娘さんは，スタッフに「放尿，放便をする」といわれるたびに，すいません，すいませんと謝っていると聞いて，「あなたが謝るのはおかしいでしょ」とつい，強くいってしまいました．場所さえ教えてもらえば，おトイレができるお母さんが，場所がわからなくて，どうしようもなく廊下の

隅やゴミ箱でしてしまったのだろう，非常につらい思いをしたの
は，お母さんだ．本来ならば，スタッフが「私たちが，『トイレに
行きたい』というサインに気づかず，不快な思いをさせてしまっ
て，申し訳ございません」とお母さんやあなたに謝るべきだろう
と話したところ，娘さんも，確かにそうでした，とわかったよう
です．

　「放尿や放便」といって，本人のせいにし，私たちは悪くない，
と言い張っていれば，私たちのケアは非常に楽です．気づきも，
支援もする必要はなく，汚れた所を掃除し，おむつを替えるだけ
の仕事になるでしょう．ただ，そこに認知症のケアをしていると
いう誇りはあるでしょうか．ここにも，「どうせ，こうなる」とい
う社会の風潮が，技能があるスタッフでさえ，発揮することを忘
れさせるような社会全体の問題があると思います．

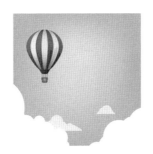

第11章
「愛」するが故の行動

1. パーソン・センタード・ケアのなかの「愛」

　第1章で，認知症の人を診るとき，最初は脳の構造や機能から学んだけれど，途中から考えを改め，パーソン・センタード・ケアが自分のお師匠さんになった，という話をしました．具体的には，「第6章　パーソン・センタード・ケアから振り返る私の失敗」の章で話したように，どんなに重度になろうとも，「くつろぎ（やすらぎ）」「愛着・結びつき」「たずさわること」「共にあること」「アイデンティティ」などを求める気持ちはあり，それを考えなかったためにいろいろな失敗をしてきたと話してきました．

　図3に，その心理的ニーズをまとめました．必ず，パーソン・センタード・ケアでは，その中心に愛があります．ニーズの中心にあるのですから，認知症がどんなに重度になっても，「愛されたい」という気持ちがあるはずだ，ということになるはずです．15年ほど前，勉強しだしたころ，どうしてもこの意味するところがはっきりわかりませんでした．イギリスの先生に何度も聞いたのですが，「無償の愛」とか，「見返りを求めない愛」などという私にとっては，抽象的な返事が返ってくるだけで，よくわからないまま数年がすぎました．

2. 朝起きて，あったかいだけでいい

　パーソン・センタード・ケアの中心にある「愛」とは，おそらく，このようなことをいうのだろう，と思ったときの話をします．石井さんというご夫婦の話です．私がお会いしたときはすでに奥さんは，重度の認知障害のために，「あー，あー」と短い言葉を発する程度で，自分で体を動かすこともできなくなっていたために，普通の車いすではなく，リクライニング機能のある特殊な大きな車イスで来院していました．ご主人は，丸顔でいつもニコニコして「おかあちゃーん，起きてるか？」などと目を閉じたままの奥さんに声をかけていました．さすがにお風呂はデイサービスを利用していましたが，着衣，オムツ交換などはすべてご主人がしていて，会話はできず，ときには，介助をする際，顔を叩かれるようなこともあったようです．何年も通っていただきましたが，お会いするたびに，「よくここまでがんばれるなぁ」と思い，この笑顔もがんばって，作っているに違いないと思っていました．待合室でいる人たちも同じことを思っていたようで，長年，「ひまわりの会」に参加していた井口ときさんのご主人も，同じ男性介護者で年恰好も似ているということで「どうして，そんな風に（うれしそうに）していられるんですか？」と尋ねたことがあるそうです．その答えは，しばらくたって私の外来で，ご主人がつい，つぶやいた言葉で明らかになりました．

　「先生，いろいろあるけどね．朝起きて，お母ちゃんの手があったかいだけでうれしいんだわ」とゆっくり妻の顔をみながら話してくれたのです．そのとき，無理して頑張っているんだろう，無理やり，笑顔を作っているに違いないと思っていた自分を恥じました．いろいろなことができなくなって，ただおしっこをして，

ご飯をたべさせてもらっているだけの状態になっているのに，「（体が）あったかいだけでうれしい」と本心からいっていることを感じました．このとき，これこそ，「手放しで，すべてを受容している究極の愛」なんだろうと理解したのです．

3. 机上で勉強する「その人らしさ」

　よく「その人らしさ」を尊重するという言い方があります．以前，ある大学で転倒のことで質問をした学生がいました．看護学を専攻しているようでした．「転んで，寝たきりになったら，『その人らしさ』がなくなるのではないか？　だから，転倒は防止すべきだ」というような趣旨でした．彼が思っている（または，教えられた）「その人らしさ」は，おそらく元気で，いろいろ活動できていたころの「その人らしさ」をいっているはずです．だから，寝たきりになったら，「その人らしさが失われてしまう」と思ったのでしょう．さまざまなネット上の広報，自施設での実践を謳う際に用いられる「その人らしさ」は，「〇〇料理が得意な△△さんだから，支援をして〇〇料理をつくってもらいました」というようなアプローチをしたときなどに，使われます．逆に考えると，先程の学生さんのように，「〇〇料理ができなくなり，寝たきりになり，手も動かなくなった伊藤さん」はどうなるのでしょう？そこには「伊藤さんらしさ」はないのでしょうか？

4.「その人らしさ」の尊重とは，どのようになっても受け容れること

　石井さんのご主人は，「（妻が，どんなに介助を要するようにな

っても）生きているだけでうれしい」という境地にまで行き着いているのです．なにかができていたころの「その人らしさ」ではなく，外部の人から，「もう，重度でなにもできなくなった」と思われようが，「あったかいだけでいい」と心底思えることが，究極の尊重であることを私に教えてくれました．そして，いつもニコニコ見つめて，うれしそうに声をかけている姿を意識のどこかで，感じている奥さんは究極の愛を感じているのではないか，と思います．

　究極の受容・愛を山頂にたとえれば，私たちが，常日ごろ，安易に使っている，以前の姿，能力を維持するような「その人らしさ」は，まだまだ，3合目にも達しておらず，ちょっと軽い気持ちで歩いているようなもので，もっと多くの困難，厳しい状況を突き抜けると石井さんのご主人のような究極の気持ちにたどり着けるのかな，と思います．

5. ある中学校の校長の話

　石井さんのご主人は，だれから教えられたわけでもなく，ご自分で，このような境地にたどり着いたのだろうと思いますが，実は，いろいろな分野で語られているようです．これは，まったくケアとは関係のない教育現場での話です．

　私の長男が中学校に入学したときの入学式での話です．当時，私は仕事が忙しく，小学校の行事にも出ることはできず，卒業式さえ出席できませんでしたので，入学式くらいは，と思い，スケジュールを調整して，参加しました．全員が大きな講堂に集まり，校長先生がお話をされました．父兄というよりは，小学校を卒業したばかりの子どもたちに対する挨拶ですから，非常に易しい内

容のものでした．しかし，非常に感慨深いお話でした．大きく2
点あり，学校の教育姿勢に関するものと，学習とはなにか，とい
うお話でした．後半は省き，前半部分がいまのお話に関係したも
のです．ほとんど頭に入っていますので，先生がお話ししている
ような感じで書きます．

　「皆さんは，生まれたばかりのころ，どのように育てられたで
しょうか．おそらく，皆さんが泣くと，『よし，よし』とあやされ
たはずです．『良い子，良い子』とあやしたのです．『わろし，わ
ろし』（悪い子，悪い子）とあやすことはありません．皆さんは，
ウンチも出しっぱなし，ご飯も自分で食べられなかったはずなの
に，『良い子，良い子』と育てられたのです．この学校では，「算
数が100点だから，良い子，かけっこが1番だから，良い子」と
いう考え方はしていません．もし，そうなら，計算が遅い子は，
悪い子，足が遅かったり，体が悪くなったりした子は，悪い子に
なってしまうからです」

　どうでしょう？　ここにも，能力の高い，低いで人を判断しな
い，皆さんという存在自体が尊いんだ，という高貴な意志と理念
が表れています．このとき，本当にこの学校にしてよかったと思
いました．さらにいえば，社会全体がこのような考えになれば，
認知症になっても，たとえ進行して，さまざまなことができなく
なっても，「いるだけであなたは大事な人」というメッセージを感
じながら，幸せに生きていけるのではないか，と思います．

6．愛する気持ちは，最後まで残っている

1）パーソン・センタード・ケアの「愛」は，求めるものか？
パーソン・センタード・ケアの中核的な考えである，心理的ニー

ズの中心にある「愛」についてお話をしてきました. さて, ここでちょっとした疑問があります. 愛を取り巻いている心理的ニーズは, すべて,「なにかをしたい」という能動的なものです. たとえば,「共にあること」でいえば, 輪から外されると不安になったり, ときに, 怒ったりするように, 輪に入っていたいという心理的ニーズのことです. 頼りにしている配偶者を探したり, いないと不機嫌になったりする行動は「愛着, 結びつき」を求める気持ちから起こるものでしょうし, 以前のようにうまくできなくなっていても, なにかをしようとして止められてしまったり, 取り上げられると「自分なんかいなくなったほうがまし」と考えてしまうのは,「たずさわること」の心理的ニーズに関係するものです. それなのに, 中心にある「愛」だけが, 周囲にいろいろ配慮されて,「認められ, 大切にされている」という受け身の気持ちのような気がします. 私自身, 10 年以上にわたって, そのように考えてきました. しかし, いくつかの経験や失敗を通して, そうではないのではないか, と思うようになりました.

2) 妻への愛は, 消えてなくならない

「人が人に影響を与える」の項（第 5 章-3）で, 取り上げた, 重度の若年性アルツハイマー病の松島浩正さんの話に続きがあります. 自動車運転免許が, いまほど厳しくなかったころでしたので, 特に事故や違反などなく運転していれば, 実際はアルツハイマー病であっても, 自動車を運転している人は, 特に田舎であればいました. 松島さんもそうでした. 言葉がうまく出てこなくなる少し前まで自動車に乗っていました. 仕事ができなくなって, 退職した後, しばらくは奥さんがパートに行く送り迎えをしていたようです. このころ奥さんが, 私によくぼやいていました.

　本当は，朝送ってもらって，夕方に迎えにくるところが，時間がわからなくて，昼に迎えにきてしまうことがよくあるとのことでした．1人で帰して，道に迷っても心配だし，本人も1人で帰るのが不安なようで，夕方まで駐車場でずっと待っているのだそうです．ちょうど，夏になるころでしたので，熱中症が心配で，結局，奥さんが，仕事を早退して，一緒に帰ることになってしまう，とのことでした．

　それを聞いて，私は「あぁ，時間や道がわからなくなっても，妻を送り迎えしたいという気持ちは消えないんだ」と思ったのです．当時，この話を聞いて，私がつけておいたメモがあります．

　そこには，「なにか，いろいろなものが，そぎ落とされていって，美しいものが，残っていく…そんな気がする：純粋な人の気持ち」と書かれています．認知症が進行して，いろいろなものができなくなり，さまざまなものを失っていく，といわれますが，このときの私のメモには「いろいろな能力を失い，いろいろなものがそぎ落とされていった結果，人を愛する気持ちだけが残っていく」という私の感動が残されていました．いろいろなことができなくなり，自分のほうが，妻に心配されているのに，それらが，認知症のために，抜け落ちてしまって，「妻になにかあってはいけないから，迎えに行くんだ」という妻を愛する気持ちだけが残っているのでしょう．

　考えてみると，「お父さんがいない」とご主人を探し続ける大橋紀子さんや，隣の人に挨拶をすると，ご主人に「そんなことせんでいい！」と怒った河又マツ子さんの行動も，ご主人への愛情の裏返しなのではないか，と思います．最初に，取り上げた石山静男さんが，奥さんと私が，話をしている部屋を拳で叩き，私に殴りかかろうとした行動も，「いくら先生でも，（女房に）変なこと

をしたらおれはヤクザになる」という言動からは，自分の身体も起こせないほど重度のパーキンソン病を患い，単語をやっと発するかどうか，という重度の認知症になっても，必死に妻を守ろうとする行動がうかがえます．ただ，認知症のために，状況の判断がずれて，「おかしな行動」とか，「進行したための興奮」などと受け止められてしまいますが，いかに最重度になった認知症の人でも，「ただ大切にしてほしい」という，「受け身の愛情」を求めているだけではなく，最後の最後まで，「この人を守りたい」という愛情をもっていて，行動することができることがわかります．

　その点では，パーソン・センタード・ケアの心理的ニーズの中心にある「愛」は，決して受け身ではなく，周りの5つのニーズと同様，自ら，こうしたい，という能動的な意味もあることがわかります．そして，認知症が進行し，どんなに重度化しても，「愛」のために行動する気持ちは決してなくならないことがわかります．

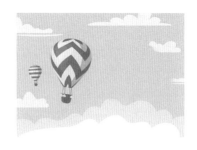

水野　裕（みずの　ゆたか）

1987年鳥取大学医学部医学科卒業.
2001年認知症介護研究・研修大府センター研究部長
2004年一宮市立市民病院今伊勢分院老年精神科部長
2007年同病院診療部長を経て、2008年より社会福祉法人杏嶺会いま
　　　いせ心療センター診療部長/2010年副医院長/認知症センター長
2019年医療法人生生会まつかげシニアホスピタル・副院長/認知症疾
　　　患医療センター・センター長

所属学会
日本老年精神医学会評議員・指導医・専門医，日本認知症学会代議員・
指導医・専門医，日本司法精神医学会評議員，日本認知症ケア学会

専門領域
老年精神医学（認知症）

著書
「実践パーソン・センタード・ケア」ワールドプランニング（2008）
「認知症と共に生きる人たちのためのパーソン・センタードなケアプラン
　ニング」クリエイツかもがわ（2016）
「私の記憶が確かなうちに（監訳）」クリエイツかもがわ（2017）など

私が学んできた認知症ケアは間違っていました

2021年1月5日　　第1版第1刷
2023年3月25日　　第1版第2刷

定　価　　本体1,800 円＋税
著　者　　水野　裕
発行者　　吉岡　正行
発行所　　株式会社 ワールドプランニング
　　　　　〒162-0825　東京都新宿区神楽坂4 - 1 - 1
　　　　　Tel：03-5206-7431
　　　　　Fax：03-5206-7757
　　　　　E-mail：wp-office@worldpl.co.jp
　　　　　https：// worldpl.co.jp
振替口座　00150-7-535934
印　刷　　三報社印刷株式会社